Nikunj Acharya
Deepak Mahla
Meenakshi Khandelwal

RETENÇÃO EM PRÓTESE MAXILOFACIAL

Nikunj Acharya
Deepak Mahla
Meenakshi Khandelwal

RETENÇÃO EM PRÓTESE MAXILOFACIAL

Retenção em próteses maxilofaciais: Desafios, soluções e inovações

ScienciaScripts

Cover image: www.ingimage.com

This book is a translation from the original published under ISBN 978-3-659-81639-0.

Publisher:
Sciencia Scripts
is a trademark of
Dodo Books Indian Ocean Ltd. and OmniScriptum S.R.L publishing group

120 High Road, East Finchley, London, N2 9ED, United Kingdom
Str. Armeneasca 28/1, office 1, Chisinau MD-2012, Republic of Moldova, Europe
Managing Directors: Ieva Konstantinova, Victoria Ursu
info@omniscriptum.com

Printed at: see last page
ISBN: 978-620-8-36720-6

RECONHECIMENTO

Como em qualquer trabalho de investigação que resulte na produção de uma tese, na capa não deve constar apenas o nome do investigador, mas também os nomes de todos os heróis não celebrados, aqueles que, em diferentes graus, prestaram assistência, orientação, experiência, conhecimento e sem os quais eu não teria sido bem sucedido.

Com extrema gratidão, gostaria de agradecer ao meu estimado mentor, o meu guia e uma verdadeira inspiração em todos os sentidos, o ***Dr. Deepak Mahla****, M.D.S., Leitor de Dentisteria Protética e Coroa e Ponte e Implantologia Oral, Rajasthan Dental College and Hospital, Jaipur (Rajastão), por ter trazido o peso da sua considerável experiência e conhecimento para este projeto. Foi graças aos seus esforços, apoio e motivação constantes que consegui concluir o meu mestrado da melhor forma possível. A sua ideia de ultrapassar constantemente os limites e de analisar criticamente o trabalho que fazemos transformou-me numa pessoa completamente diferente.*

Desejo transmitir os meus melhores cumprimentos à ***Dra. Meenakshi Khandelwal,***

M.D.S. do Departamento de Dentisteria Protética e Coroa e Ponte e Implantologia Oral pela sua ajuda e apoio constantes e contínuos ao longo de todo o processo. Ela tem sido uma luz orientadora para mim desde o início e tem-me apoiado até ao fim. Os seus conhecimentos clínicos e práticos ajudaram-me verdadeiramente na conclusão da tese e do mestrado.

Estou também extremamente grato ao ***Dr. S.L. Sihag****, Presidente da Faculdade de Medicina Dentária e do Hospital de Rajasthan, Jaipur, por ter proporcionado uma plataforma condutora que facilitou a realização deste projeto de tese.*

Devo um profundo sentimento de gratidão ao meu respeitado ***Dr. Deepak Kumar Sharma****, Diretor do Rajasthan Dental College and Hospital, Jaipur (Rajastão), pelas suas valiosas sugestões, supervisão de excelência, orientação excecionalmente capaz e encorajamento constante que me concedeu na realização deste estudo, e também ao Diretor da faculdade,* ***Sr. Ashok Arora.***

Gostaria de agradecer sinceramente ao ***Dr. Abhishek Bhartiya*** *M.D.S., Leitor do Departamento de Dentisteria Protética e Coroa e Ponte e Implantologia Oral, por ser uma verdadeira inspiração. Tem sido um apoio incrível durante todo o processo de conclusão e apresentação da tese. Esteve sempre do meu lado nos momentos mais difíceis e apoiou-me durante três anos.*

Gostaria de estender a minha gratidão ao ***Dr. Niraj Yadav****, M.D.S., Professor Sénior do Departamento de Dentisteria Protética e Coroa e Ponte e Implantologia Oral, pela sua enorme orientação e sugestões extremamente valiosas durante o meu mandato de três anos.*

Estou grato ao ***Dr. Siddharth Narula*** *M.D.S e ao* ***Dr. Girish Kumar,*** *M.D.S, pelo seu valioso apoio, orientação e cooperação para a conclusão bem sucedida do meu trabalho.*

Os meus sinceros agradecimentos aos meus respeitados seniores ***Dr. Oshin Sarate, Dr. Sajal Gupta*** *e* ***Dr. Tanishq Chettree*** *pelo seu imenso apoio e ao meu colega* ***Dr. Sanket Gavade*** *por ter estado sempre presente quando precisei. Estou igualmente grata à* ***Dra. Vineeta Tailor*** *e aos meus colegas, a* ***Dra. Sakshi Kadu****, que esteve sempre presente para me ajudar, ao* ***Dr. Praveen Choudhary****, ao* ***Dr. Amit Agarwal, ao Dr. Rajat Wagh,*** *à* ***Dra. Manisha***

***Shekhawat** e à **Dra. Harshita Gaur**, pelo seu apoio.*

*Estou profundamente grato ao **Ambay Testing Laboratory, Jaipur**, por me ter ajudado a concluir esta dissertação com êxito.*

*Transmito um agradecimento especial a todo o pessoal não docente; **Sr. Surya (Vikki) Sr. Rameshwar.***

*Gostaria de agradecer aos meus pais, **a Sra. Kirti Acharya** e **o Sr. Jayendra Acharya**, por serem os elementos mais fortes da minha vida. O seu amor e apoio levam-me a trabalhar arduamente e a ultrapassar o meu potencial.*

*Gostaria também de agradecer às minhas irmãs, **Krishna Acharya** e **Khyati Dave,** ao meu irmão **Abhishek Acharya** e aos meus amigos, por estarem sempre ao meu lado.*

Dr. Acharya Nikunj Jayendrabhai

ÍNDICE

1. INTRODUÇÃO

A prótese maxilofacial é definida como o ramo da Prostodontia que se ocupa da restauração, substituição ou ambas das estruturas estomatognáticas e faciais associadas por substitutos artificiais que podem ou não ser removidos. Engloba a reabilitação protética de pacientes com defeitos orais ou faciais que podem ser naturalmente adquiridos ou resultantes de doença ou traumatismo .[1]

O rosto é a parte mais visível do corpo. A reabilitação de pacientes com defeitos maxilofaciais é um processo complexo de restauração de um estado anterior após uma alteração importante. A alteração pode ser uma deformidade congénita, secundária a um traumatismo ou resultante de um processo de doença e/ou do seu tratamento. O defeito pode ser funcional, cosmético ou emocional, uma vez que causa um trauma psicológico ao doente .[2]

Apesar dos avanços na cirurgia plástica, ainda existe a necessidade de reabilitar pequenas e grandes porções da face com materiais aloplásticos. Por conseguinte, uma das áreas da medicina dentária em rápido crescimento, tanto do ponto de vista do interesse como da necessidade, é a prótese maxilofacial. A prótese maxilofacial fornece as competências, os métodos e os materiais para satisfazer as necessidades protésicas extra-orais.

A prótese maxilofacial restaura a estética e a função dos pacientes com defeitos graves de desenvolvimento ou adquiridos da face e ajuda-os a recuperar a esperança e a ambição de levar uma vida útil. Este valioso serviço prestado por um protésico eleva o moral do doente, contribuindo assim para o bem-estar físico e a qualidade de vida. O diagnóstico e o planeamento do tratamento devem incluir a atenção a cada pormenor antes do processo de reabilitação .[3]

Os tumores avançados da região média da face, embora lenta e localmente invasivos, exigem ocasionalmente uma remoção cirúrgica extensa para erradicar a doença. O defeito cirúrgico resultante pode envolver a perda de estruturas extra-orais e intra-orais, incluindo porções do nariz, lábio superior, bochecha e conteúdo orbital. O comprometimento funcional produzido por esses procedimentos extirpativos pode ser grave.

Muitos doentes que sofrem de defeitos nos tecidos faciais em resultado da ressecção de um tumor maligno ou de um traumatismo podem ter uma vida social prejudicada devido a problemas estéticos. Por conseguinte, a reabilitação protética precoce contribui grandemente para melhorar a qualidade de vida destes doentes. A reabilitação dos defeitos dos tecidos faciais após a cirurgia é efectuada de forma sequencial, incluindo uma prótese cirúrgica, provisória e definitiva. Os meios retentivos são um fator importante para a reabilitação satisfatória destes defeitos. No passado, a maioria das próteses nasais eram retidas com fios ou correias ancoradas atrás da cabeça, extensões intra-orais ou intranasais e fios de ouro. As armações de óculos eram populares para ancorar as próteses nasais e, ainda hoje, são preferidas quando os doentes mostram um desejo de uma solução de tratamento económica.

O conceito de osseointegração permitiu um modo mais previsível de retenção de próteses maxilofaciais. As próteses retidas por implantes são mais confortáveis e também melhoram a autoestima e a confiança do paciente. Por conseguinte, têm o potencial de ultrapassar as desvantagens associadas aos métodos de retenção convencionais[4] . A restauração de defeitos faciais é um desafio difícil tanto para o cirurgião como para o protésico. Tanto a reconstrução cirúrgica como as restaurações protéticas têm limitações distintas. O cirurgião está limitado pela disponibilidade de tecido, pelo comprometimento do leito vascular local pela radiação em doentes com tumores, pela necessidade de inspeção visual periódica de um defeito oncológico e pela condição física do doente. O prostodontista está limitado pelos materiais inadequados disponíveis para restaurações faciais, leitos de tecido móveis, dificuldade em reter próteses de grandes dimensões e a capacidade do doente para aceitar o resultado final. No entanto, quando a reconstrução cirúrgica é contra-indicada, a reconstrução protética deve ser empregue para restaurar a anatomia, a função e a estética.

O sucesso a longo prazo das próteses faciais depende principalmente da retenção. A maioria dos artigos relaciona a saúde dos tecidos com o sucesso a longo prazo e não com a retenção. Os rebaixos anatómicos, os adesivos cutâneos e os implantes são factores importantes para proporcionar uma retenção suficiente. As próteses retidas por implantes extra-orais provaram ser uma opção de tratamento previsível para a reabilitação maxilofacial.[5]

As próteses auriculares implanto-suportadas oferecem múltiplas vantagens para o doente, como a comodidade, a segurança, a retenção, o posicionamento e a eliminação da necessidade de adesivos e a manutenção da integridade marginal e da longevidade. A retenção requer a utilização de tecidos duros e moles da área da cabeça e do pescoço. Depende de muitos factores para um resultado final bem sucedido. Estes factores estão relacionados com a localização e o tamanho do defeito, a mobilidade dos tecidos, a ausência de rebaixos e o peso do material da prótese final. Os tecidos duros actuam como uma base contra a qual assentar a prótese e para proporcionar uma melhor vedação da prótese com a utilização de um adesivo. Por conseguinte, estão a ser utilizados muitos dispositivos intra-orais e extra-orais, como parafusos, ímanes e implantes, para obter a retenção necessária.

Os recentes desenvolvimentos no processamento de dados tridimensionais (3D) computorizados e nos sistemas assistidos por computador tornaram possível obter medições da morfologia facial com mais conforto e grande facilidade. As próteses concebidas com o sistema CAD- CAM apresentam uma melhor adaptação, o que leva a uma maior retenção[6] . Nas próteses maxilofaciais, existem vários métodos para obter retenção, estabilização e imobilização. Esta dissertação bibliográfica tem como objetivo fazer uma descrição completa e detalhada e uma revisão das medidas de retenção utilizadas nas próteses maxilo-faciais orais.

2. TERMINOLOGIA

1. **Obturador:** Uma prótese utilizada para fechar um defeito no palato ou no maxilar, frequentemente após uma cirurgia de cancro[3].
2. **Maxilectomia:** Remoção cirúrgica da maxila (maxilar superior), necessitando frequentemente de uma prótese para restaurar a função e o aspeto[3].
3. **Palatectomia:** Remoção cirúrgica de parte ou da totalidade do palato, que pode também exigir um obturador.
4. **Epítese:** Uma prótese utilizada para substituir estruturas faciais em falta, como uma orelha, nariz ou olho4.
5. **Mandibulectomia:** Remoção cirúrgica de parte ou da totalidade da mandíbula (maxilar inferior), necessitando frequentemente de uma prótese mandibular4.
6. **Prótese facial:** Uma prótese concebida para substituir as caraterísticas faciais perdidas devido a cirurgia, traumatismos, eis alguns termos adicionais relacionados com as próteses maxilofaciais:
7. **Prótese retida por implantes:** Uma prótese que é ancorada a implantes dentários, proporcionando estabilidade e suporte para as estruturas faciais ou orais.
8. **Prótese nasofaríngea:** Um dispositivo utilizado para separar a cavidade nasal da cavidade oral, frequentemente utilizado em casos de fenda palatina ou após ressecção cirúrgica.
9. **Prótese auricular:** Uma prótese concebida para substituir uma orelha em falta, frequentemente fixada com adesivos ou implantes.
10. **Prótese orbital:** Uma prótese utilizada para substituir o olho e os tecidos circundantes, normalmente após enucleação (remoção do olho).
11. **Prótese de auxílio à fala:** Dispositivo utilizado para ajudar na fala, frequentemente utilizado em doentes com fenda palatina ou após cirurgia que afecta a cavidade oral.
12. **Prótese de palato mole:** Uma prótese concebida para substituir ou apoiar o palato mole, ajudando nas funções de fala e deglutição.
13. **Implante zigomático:** Um tipo de implante dentário que é ancorado no osso zigomático (maçã do rosto), frequentemente utilizado quando não existe osso suficiente no maxilar superior.

3. REVISÃO DA LITERATURA

Ackerman (1955) também defendeu uma prótese obturadora para situações em que o palato duro foi completamente removido juntamente com algumas porções do palato mole. A prótese foi baseada na extensão para dentro da cavidade nasal para conseguir a retenção. A extensão posterior da prótese foi feita para descansar no assoalho da cavidade nasal na borda do defeito e a extensão anterior da prótese estava na região da espinha nasal e foi feita móvel usando uma inserção de fio para facilitar a retração e extensão da prótese.[7]

Jean Nadeau (1955) descreveu o fabrico de próteses maxilofaciais com estabilizadores magnéticos. Utilizou ímanes para fixar a prótese facial ao bolbo obturador. Afirmou que a utilização de estabilizadores magnéticos para estas restaurações torna-as simples e mais eficazes.[8]

Fonseca (1966) afirmou que a prótese facial deve ter maior extensão que a lesão, mas menor volume para não traumatizar a lesão e ser leve. Afirmou que a argila é o melhor material de escultura para as restaurações faciais, com exceção das próteses auriculares, pois dá modelos harmoniosos e com contornos menos rígidos do que os obtidos com cera. Afirmou ainda que os antecedentes biofísicos do paciente têm um papel importante no sombreamento e na caraterização da prótese.[9]

Parel SM, Branemark PI, Tjellstrom A e Gion G (1977) efectuaram uma revisão sobre a osseointegração em próteses maxilofaciais. A aplicação de fixações osseointegradas no esqueleto craniano para a retenção de próteses faciais marca um passo revolucionário na procura do substituto perfeito de tecidos moles. Permitem que a atual tecnologia de elastómeros seja utilizada no seu maior potencial, protegendo a coloração da superfície, eliminando a degeneração do material de base induzida pelo adesivo e permitindo a retenção a longo prazo de margens periféricas finas, mas fracas. Embora nem todos os pacientes com defeitos faciais sejam candidatos a esta abordagem, o conceito, tal como aplicado na nossa experiência atual, provou ser um substituto valioso para os sistemas adesivos disponíveis.[10]

Tsutsui H, Kinouchi Y, Sasaki H, Shiota M e Ushita T (1979) estudaram o íman de Sm-Co como material dentário e concluíram que tem propriedades magnéticas superiores e convenientes em comparação com os convencionais utilizados em próteses, e mesmo peças muito pequenas podem fornecer a força necessária em medicina dentária. Além disso, o íman tem uma elevada resistência à corrosão e é inócuo para os tecidos. Por conseguinte, pode ser utilizado como material dentário, ultrapassando as limitações das aplicações anteriores .[11]

Gillings BRD (1981) efectuou um ensaio clínico de retenção de sobredentaduras magnéticas em conjunto com implantes de titânio osseointegrados. Após 21 meses, os resultados clínicos eram aceitáveis. Um implante melhorado com um núcleo de alumina e um revestimento de hidroxiapatite sinterizada está atualmente a ser submetido a ensaios em animais. Prevê-se uma ligação química na interface osso/implante.[12]

Highton R, Caputo AA, Pezzioli M e Matyas J (1986) efectuaram um estudo para determinar a relação entre um espaço de ar e a força de rutura resultante. Foram testados seis sistemas íman-guarda e a retenção máxima foi obtida quando o íman e o detentor estavam em aposição. No entanto, à medida que a folga de ar aumentava em incrementos de 0,1 mm, a força de separação diminuía rapidamente no início e depois começava a diminuir em 0,2 a 0,3 mm. Idealmente, a colocação preferida do íman na prótese é com um sistema cuidadosamente controlado para proporcionar um espaço de ar. Depois, o íman é fixado com uma quantidade mínima de resina acrílica autopolimerizável.[13]

Albrektsson T, Zarb GA, Worthington P e Eriksson AR (1986) avaliaram a eficácia a longo prazo dos implantes dentários atualmente utilizados. Tanto do ponto de vista legal como humanitário, é imperativo que qualquer paciente que receba um tratamento com implantes que não esteja cientificamente comprovado seja informado do carácter de investigação desse tratamento. O autor está firmemente convencido de que um sistema de implantes que cumpra os seus cinco critérios também provará ser capaz de "ancorar" de forma previsível em locais de curta e longa duração em ambos os maxilares. Além disso, um sistema deste tipo pode conduzir a resultados replicáveis em todo o mundo e em qualquer paciente.[14]

Albrektsson T, Branemark PI, Jacobsson MD e Tjellstrom A (1987) realizaram outro estudo para avaliar as actuais aplicações clínicas de implantes percutâneos osseointegrados. No total, foram inseridos 389 parafusos de titânio comercialmente puro em vários locais do esqueleto facial de 174 pacientes. As indicações para o tratamento foram a ancoragem estável de um aparelho auditivo externo ou de uma epístese facial, neste último caso para restaurar os contornos faciais após perturbações congénitas ou o estado após traumatismo ou cirurgia oncológica. Os implantes utilizados para ancorar um aparelho auditivo externo também foram bem sucedidos no sentido em que os doentes ganharam 15 dB (média) no limiar auditivo e apresentaram uma pontuação de discriminação significativamente melhorada. Os implantes inseridos para segurar a epístese facial resultaram numa retenção consideravelmente melhorada e num bom resultado cosmético para os doentes.[15]

Seals RR, Jr. Cortes AL e Parel SM (1989) apresentaram uma investigação sobre o fabrico de próteses faciais aplicando o conceito de osseointegração para retenção. Os resultados destas investigações preliminares indicam novas possibilidades de tratamento com próteses faciais ancoradas ao esqueleto craniano por implantes osseointegrados. A reabilitação osseointegrada do paciente com próteses maxilofaciais apresentou o potencial para ultrapassar muitas das desvantagens associadas aos métodos de retenção convencionais.[16]

Gary JJ e Donovan M (1993) sugeriram vários designs de retenção para próteses faciais. A utilização de implantes ancorados no osso para reter uma prótese facial pode minimizar os problemas de retenção e proporcionar uma prótese psicologicamente aceitável. O elemento de retenção é concebido de modo a que a barra de retenção seja confortável, convenientemente higiénica e sem comprometer os contornos corretos da parte anatómica a ser substituída.[17]

Wolfaardt J, Wilkes G, Parel S e Tjellstrom A (1993) realizaram um inquérito para determinar o número de centros no Canadá com um envolvimento ativo na osseointegração extra-oral. Verificou-se que seis centros tinham colocado 222 implantes em 91 pacientes no Canadá. As taxas de sucesso de implantes individuais para a experiência canadiana foram comparadas com a experiência publicada na Suécia e nos Estados Unidos para fornecer dados multicêntricos multinacionais retrospectivos. Concluiu-se que as taxas de sucesso são consideradas susceptíveis de mudar com o tempo, à medida que o número de pacientes tratados aumenta e a duração do acompanhamento é alargada. Considera-se que a região da mastoide em pacientes não irradiados proporciona um elevado grau de sucesso previsível do implante individual. As taxas de sucesso em doentes irradiados apresentam taxas de sucesso muito inferiores, que variam consoante a localização anatómica. Os critérios de sucesso na utilização de implantes craniofaciais têm de ser definidos e devem refletir as diferenças entre implantes extra-orais e intra-orais.[18]

Magnusson, Kligmann e Wang R (1994) efectuaram uma investigação para avaliar a adesão do silicone ao poliuretano em próteses maxilofaciais. Este estudo avaliou dois primários, três métodos de polimerização e sete tempos de reação do primário para determinar as condições para uma força de ligação adesiva óptima. As forças de ligação foram significativamente maiores para o poliuretano tratado com o primário 1205 em vez do S-2260, independentemente do método de polimerização ou do tempo de reação do primário. Nem um único método de polimerização nem um único tempo de reação do primário produziram consistentemente maiores resistências de ligação.[19]

Eckert SE, Desjardins RP, Keller EE e Tolman DE (1996) efectuaram um estudo em que foram colocados implantes endósseos na Clínica Mayo, Departamento de Especialidades Dentárias, durante mais de 12 anos. Este estudo apresenta dados preliminares relativos à sobrevivência dos implantes nos leitos de tecido previamente irradiados. A avaliação pré-cirúrgica e a técnica cirúrgica foram descritas e as complicações pós-reconstrução protética também foram relacionadas.[20]

Arcuri MR, La Velle W E e Fyler A (1997) estudaram os efeitos da ancoragem de implantes em próteses de face média. O estudo avaliou o papel dos implantes extra-orais na melhoria da qualidade de vida através de um questionário. Cinco pacientes com defeitos adquiridos no terço médio da face foram tratados com 19 implantes endósseos de titânio com forma de raiz para proporcionar retenção e estabilidade às próteses. Os pacientes responderam a um questionário que avaliava a utilização geral, a eficácia e a satisfação das suas próteses antes e depois da utilização dos implantes. A análise do questionário indicou uma melhoria na qualidade de vida dos pacientes com uma prótese retida por implantes.[21]

Allyn J Coleman (1998) apresentou uma técnica de moldagem em duas fases que utiliza diferentes materiais de moldagem e uma moldeira personalizada feita de resina VLC. A técnica utiliza polivinil siloxano para registar as áreas críticas a serem contactadas pela prótese facial com o paciente sentado numa posição vertical com distorção mínima e o hidrocolóide irreversível é utilizado para registar o defeito restante.[22]

Nishimura RD, Roumanas E, Beumer J, Moy P K e Shimizu K T (1998) estudaram as perspectivas actuais sobre a restauração de pacientes irradiados utilizando implantes osseointegrados. Os implantes colocados na mandíbula anterior irradiada tinham demonstrado uma taxa de sucesso de implante aceitável de 94% a 100% com um risco mínimo de osteorradionecrose. As taxas de sucesso dos implantes variaram entre 69% e 95% no maxilar irradiado para aplicações intra-orais. As aplicações extra-orais demonstraram excelentes taxas de sucesso dos implantes no osso temporal (91% a 100%). As taxas no osso nasal anterior variaram de 50% a 100%. As taxas de sucesso dos implantes no osso frontal diminuíram à medida que a duração dos estudos aumentou (96% para 33%). Assim, concluiu-se que a eficácia a longo prazo dos implantes no osso frontal irradiado é fraca.[23]

Dahl JE, Odont E e Polyzois GL (2000) realizaram um estudo para avaliar o potencial irritativo das colas para próteses faciais, utilizando uma técnica in vitro para a deteção de substâncias químicas irritantes para os olhos. Foram avaliados dez adesivos através do método da membrana corioalantóica do teste do ovo de galinha. As colas foram aplicadas na membrana corioalantóica de ovos de galinha fertilizados e a membrana foi examinada por um fotomacroscópio para detetar lesões nos vasos sanguíneos. Com base num teste de irritação ocular, o potencial de irritação das colas para tecidos variou de não grave a grave. As reacções mais graves foram observadas principalmente em produtos que continham o solvente acetato de etilo.[24]

Riley MA, Walmsley AD e Harris IR (2001) reviram as crónicas do desenvolvimento dos ímanes em medicina dentária e resumiram a investigação futura sobre a sua utilização. A literatura foi pesquisada utilizando o Science Citation Index e o Compendex web de 1981 a 2000. Os artigos publicados antes de 1981 foram pesquisados manualmente a partir de citações noutras publicações. Foram selecionados artigos que discutiam a utilização de ímanes em relação à dentisteria protética. Verificou-se que a retenção magnética é um método popular de fixar próteses removíveis a raízes retidas ou a implantes osseointegrados.[25]

Sudarat Kiat-Amnuay, Lawrence Gettleman, L e Jane Goldsmith (2004) estudaram o efeito de camadas simples e múltiplas de dois adesivos na retenção de tiras de elastómero de silicone maxilofacial aderidas à pele de antebraços humanos, utilizando um teste de descamação. A combinação multi-adesiva de Secure 2 Medical Adhesive (SMA) e Epithane-3 (E3) teve a maior adesão, seguida, por ordem, por SMA sozinho, E3/ SMA, e E3 sozinho. Ambos os grupos de E3 deixaram um resíduo difícil de remover na pele. A SMA/E3 deixou um resíduo semelhante a uma auréola na pele, na periferia das tiras, devido à fuga de E3 à volta da SMA. A SMA permaneceu aderente ao material protético.[26]

Bhat Viren (2005) discutiu em pormenor a história dos ímanes, o mecanismo do magnetismo, as propriedades, os seus efeitos nos tecidos vivos e a aplicabilidade em medicina dentária. Desde os primeiros materiais Alnico, de grandes dimensões, até aos recentes materiais Nd-Fe-B, de pequenas dimensões, mas potentes, têm sido utilizados em medicina dentária para a retenção de próteses completas e sobredentaduras. Além disso, a prótese maxilo-facial multi-componente, em que o componente extra-oral foi ligado ao componente intra-oral ou a porção do bolbo do defeito foi ligada à prótese intra-oral.[27]

Mandhan R e Sanjna nayar (2006) apresentaram um relato de caso sobre o tratamento protético de um paciente com síndrome de teacher collin. A condição clínica exigiu a necessidade de fabricar próteses auriculares para cobrir as orelhas deformadas. Foram colocadas as duas próteses auriculares individuais e foi criada uma placa de acrílico na haste do óculos para reter a prótese com o uso de um óculos.[28]

Tetsu Takahashi, Masayuki Fukuda, Katsuyuki Funaki e Kiyoshi Tanaka (2006) apresentaram um relato de caso de uma prótese facial magnética combinada com um obturador maxilar edêntulo suportado por implantes. Este relato de caso descreveu o tratamento protético de um paciente edêntulo com um grande defeito maxilar e facial. Após a colocação de implantes dentários no maxilar remanescente, foi fabricada uma prótese obturadora do maxilar suportada por uma barra fresada. A prótese facial foi retida por uma fixação magnética à prótese obturadora maxilar. Como a prótese obturadora foi suportada com segurança por este acessório robusto, a prótese facial ficou estável durante a mastigação e o movimento facial. O paciente relatou uma melhoria na retenção e estabilidade da prótese. Tanto as funções mastigatórias como a fala do paciente melhoraram.[29]

Reza S. Nassab, Sunil S. Thomas e Douglas Murray (2007) efectuaram uma análise retrospetiva que identificou todos os doentes submetidos a exenteração orbital durante um período de 20 anos. Foram registados os dados demográficos dos doentes, as caraterísticas do tumor e as técnicas de reconstrução utilizadas. Trinta e dois doentes foram tratados por exenteração orbital e, embora existam várias opções disponíveis para a reconstrução após a exenteração orbital, um enxerto de pele dividido e uma prótese orbital proporcionaram uma solução simples para um problema muito difícil de cancro de pele periorbital avançado na população idosa com comorbilidades significativas. O resultado final foi comparável ao de uma reconstrução com retalho mais complexa, com taxas de satisfação comparáveis.[30]

Maureen Sullivan, David M. Casey, Ronald Alberico, Alan Litwin e Norman G. Schaaf (2007) apresentou um relato de caso de hiperostose num defeito orbital com implantes craniofaciais e ímanes de campo aberto. Verificou-se que um utilizador de próteses faciais orbitais apresentava uma hiperostose significativa numa órbita exenterada exposta a ímanes de terras raras de longo prazo, em campo aberto, ligados a implantes craniofaciais. Foi encontrada formação óssea exofítica localizada em várias áreas à volta da órbita exenterada. A espessura total das paredes da órbita exenterada era aproximadamente o dobro da do lado não afetado.[31]

Sudarat Kiat-Amnuay, Patrick J. Waters, Dianna Roberts, Lawrence Gettleman (2008) realizaram um estudo para avaliar a retenção adesiva de silicone e polietileno clorado para próteses maxilofaciais. O objetivo deste estudo foi quantificar a força necessária para destacar tiras de elastómero de silicone Silastic Adhesive A/MDX4-4,210 com um revestimento de uretano e elastómero de polietileno clorado experimental da pele de indivíduos humanos revestidos com um penso protetor utilizando 1 de 2 adesivos médicos. A análise estatística não revelou diferenças nem interações significativas entre as variáveis independentes. A descolagem ocorreu na interface da pele para ambos os adesivos, como evidenciado pelos resíduos nos materiais protéticos.[32]

Ashraf Abdel Monaem e Khaled Shaker (2009) apresentaram um caso com implantes osseointegrados para reter obturadores de pacientes edêntulos. Cinco pacientes completamente edêntulos com defeitos palatais adquiridos foram tratados com obturadores retidos por implantes. Cada doente recebeu quatro implantes na maxila para reter o obturador e dois implantes na mandíbula para reter uma sobredentadura. No maxilar, os locais para colocação de implantes foram a pré-maxila restante, a tuberosidade e o alvéolo posterior. Os implantes maxilares foram unidos por uma barra de tecido, à qual o obturador foi fixado por meio de clipes.[33]

Satyabodh S. Guttal, Narendra P. Patil, Srinath Thakur, Sunil Kumar M.V. e Sudhindra S. Kulkarni (2009) apresentaram um relatório clínico de um paciente que tinha sido submetido a uma rinectomia parcial devido a um carcinoma basocelular. Após a cicatrização pós-cirúrgica, o paciente foi reabilitado com uma prótese nasal temporária de resina acrílica retida por uma armação de óculos. Posteriormente, foi fabricada uma prótese nasal de silicone suportada por uma estrutura implanto-suportada como substituição definitiva.[34]

Zhi-hong Feng, Yan Dong, Guo-feng Wu, Yun-peng Bi, Bo Wang e Yi-min Zhao (2010) demonstraram uma nova abordagem para a conceção de próteses faciais utilizando o conceito de transplante e tecnologia assistida por computador para defeitos maxilofaciais extensos e de grandes dimensões que atravessam a linha média facial. As imagens tridimensionais (3D) da superfície facial de um doente e do seu familiar foram reconstruídas utilizando dados obtidos através de digitalização ótica. Com base nestas imagens, a porção correspondente da face do familiar foi transplantada para a face do doente onde se localizava o defeito, que não podia ser reabilitado através da projeção em espelho, para conceber a prótese facial virtual sem o olho. Na prótese facial virtual foi projectada uma estrutura de retenção personalizada para o olho artificial.[35]

Secil Karakoca, Cemal Aydin, Handan Yilmaz e Bilge Turhan Bal (2010) efectuaram um estudo para estimar as taxas de sobrevivência de próteses extra-orais implanto-retidas e para analisar a frequência de complicações protéticas. Setenta pacientes foram tratados com próteses extra-orais implanto-retidas. Cada paciente foi examinado relativamente ao aspeto da prótese e às complicações do pilar e do componente de fixação em intervalos de 6 meses, durante um período de 10 a 46 meses. Concluíram que as próteses extra-orais retidas por implantes tinham taxas de sobrevivência limitadas. As principais razões para fazer novas próteses foram a descoloração, o rasgamento e as falhas mecânicas da subestrutura de resina acrílica ou dos elementos de retenção. As complicações comuns foram a necessidade de ativação de clipes, o afrouxamento de parafusos de barra e pilares e a perda de ligação entre o silicone e a estrutura de resina acrílica.[36]

Laxman Rao, Hari Parkash, Veena Jain e Anjana Raut (2011) apresentaram um relato de caso clínico de defeito no meio da face devido a carcinoma basocelular. O defeito foi reabilitado com prótese facial e obturador intra-oral. Foi adotado um protocolo planeado e eficaz em termos de custos para restaurar a aparência estética e a função. O paciente foi reabilitado com uma prótese nasal e ocular fixada por meio de parafusos aos óculos. A prótese labial foi confeccionada em conjugação com o obturador intra-oral através de pinos metálicos.[37]

G. Pekkan, S.H. Tuna e F. Oghan (2011) efectuaram um estudo com o objetivo de avaliar as próteses extra-orais e a utilização de implantes extra-orais em pacientes com defeitos faciais. Foram tratados 10 casos com próteses maxilofaciais, empregando implantes extra-orais em cinco casos. Foram instalados 16 implantes extra-orais. A estabilidade das próteses foi melhorada através de âncoras. Foram apresentados os problemas clínicos e técnicos e as técnicas utilizadas para a sua resolução. A utilização de implantes extra-orais resultou numa elevada taxa de sucesso na retenção de próteses faciais e proporcionou uma boa estabilidade e satisfação estética.[38]

M.M. Curi, C.L. Cardoso, D.H. Koga e Zardetto (2011) realizaram um estudo retrospetivo para relatar os resultados de sua experiência clínica com pacientes tratados com implantes osseointegrados na região craniofacial e analisar os resultados do tratamento. Cinquenta e seis pacientes que receberam implantes osseointegrados para reter próteses craniofaciais entre 2003 e 2010 foram seguidos retrospetivamente. Concluiu-se que a prótese craniofacial implanto-retida é um método seguro, fiável e previsível para restaurar a aparência normal do paciente.[39]

Kasim Mohamed, Anandkumar Vaidyanathan, Umamaheshwari mani, Yadarth Bhatia e Padmanabhan thallam Veeravalli (2012), num relato de caso, descreveram uma técnica clínica simples para reabilitar pacientes com defeitos auriculares. Foi decidido um tratamento económico e esteticamente aceitável para o paciente, que incluía uma prótese auricular de silicone de resina para óculos com uma subestrutura de resina acrílica.[40]

Avinash CKA, Nadiger R, Guttal SS e Lekha K (2012) apresentaram um relato de caso de um doente de 23 anos com rabdomiossarcoma do olho, que foi tratado com quimioterapia e enucleação cirúrgica e foi reabilitado com uma prótese orbital de silicone através da construção de uma prótese ocular personalizada para obter um ajuste e uma estética ideais utilizando a retenção de óculos.[41]

PK Parajuli, P Suwal e RK Singh (2012) apresentaram um relatório clínico que descreve o tratamento de um paciente com um defeito orbital utilizando material e técnica facilmente disponíveis e mais económicos. Foi fabricada uma prótese orbital oca retida por óculos e a prótese foi fixada à almofada nasal da armação de óculos que a paciente usava diariamente, utilizando resina acrílica autopolimerizada.[42]

Purwar anupam, khanna shally, gulati rajeev, singh Shailendra e bhalla saurabh (2013) apresentaram um relato de caso de reabilitação protética provisória de defeito facial médio resultante de carcinoma de células escamosas. Uma tentativa de reabilitar um paciente que havia sido submetido a rinectomia parcial, maxilectomia parcial com prateleiras palatinas intactas, remoção do lábio superior e exenteração orbital para carcinoma de células escamosas foi reabilitada com o auxílio de prótese provisória de silicone facial média em conjunto com prótese de silicone orbital extraoral.[43]

Suresh Kumar, G.Rajtilak, V.Rajasekhar e Muthu Kumar (2013) apresentaram um relato de caso de uma prótese nasal fabricada para um paciente com xeroderma pigmentoso. O relato clínico descreveu um programa de tratamento com prótese nasal de silicone, que foi retida mecanicamente para um paciente que havia sido submetido a uma rinectomia parcial devido a um carcinoma basocelular do nariz. A prótese foi feita para restaurar a aparência estética do paciente com um desenho mecanicamente retido usando uma armação de vidro de óculos sem quaisquer adesivos protéticos, de modo que o paciente ficou mais confortável e confiante para retomar as actividades diárias.[44]

Ramin Negahdari, Pournasrollah A, Bohlouli S e Sighari Deljavan A (2014) apresentam um relato de caso e afirmam que as neoplasias malignas do terço médio da face resultam em deformidades cosméticas que tornam a prótese maxilofacial uma parte integrante do plano de tratamento. Os defeitos faciais podem ser devastadores em seu impacto na estrutura física e na função do indivíduo afetado, levando a potenciais comprometimentos na qualidade de vida. A reconstrução de defeitos nasais é um desafio para o prostodontista devido a problemas estéticos e de retenção associados à prótese facial e concluímos a reabilitação de um defeito nasal parcial causado pelo tratamento de um carcinoma basocelular, utilizando uma prótese nasal feita com elastómeros de silicone e auxiliares de retenção mecânicos e anatómicos. O paciente não apresentou nenhum problema com a prótese, exceto por uma perda parcial da coloração extrínseca no acompanhamento de dois anos.[45]

Hatami M, Badrian H, Samanipoor S e Goiato MC (2015) apresentam um relato de caso e afirmam que A reabilitação protética dos defeitos do meio da face sempre deixou os protéticos perplexos. Esses defeitos levam a deficiências funcionais e estéticas. foi a apresentação da reabilitação protética de um defeito extraoral-intraoral usando próteses de duas peças conectadas magneticamente. Esta prótese melhorou drasticamente a fala, a mastigação, a deglutição e a estética do paciente. Concluiu-se que é possível obter resultados funcionais e estéticos satisfatórios em pacientes com um grande defeito médio-facial lateral utilizando uma estrutura oca de resina acrílica para próteses faciais de silicone. A retenção da prótese facial pode ser alcançada de forma satisfatória com a utilização de ímanes fortes, desde que a prótese facial seja leve.[46]

Kirti Jajoo Shrivastava, Shrivastava S, Agarwal S e Bhoyar A (2015) apresentam um relatório clínico que descreve a reabilitação protética maxilofacial de um grande defeito no meio da face, incluindo a órbita e o seu conteúdo, o zigoma e os tecidos moles, incluindo metade do nariz, as bochechas e o lábio superior do lado esquerdo, acompanhados de microstomia pós-cirúrgica e comunicação orofacial, que resultou de uma infeção fúngica grave por mucormicose. O defeito neste caso foi restaurado com uma prótese maxilofacial de duas peças retida por ímanes, com uma estrutura oca de resina acrílica e uma prótese facial de silicone sobreposta. A retenção da prótese foi ainda melhorada com a utilização de óculos. Este tipo de prótese combinada melhorou a cosmética e a aceitabilidade funcional da prótese.[47]

Anita visser, Vechiato Filho AJ, Raghoebar GM e Brandao TB (2016) afirmaram que Modelos de acrílico translúcido têm sido utilizados para indicar as posições dos implantes para próteses extraorais retidas por implantes; no entanto, este procedimento pode ser um desafio, uma vez que os modelos de acrílico têm de ser posicionados em retalhos de pele reflectidos. O fabrico de um modelo incolor à base de acrílico ou a duplicação de uma prótese existente pode facilitar a localização de implantes extra-orais. Podem ser criados pontos nos modelos para indicar a posição ideal dos implantes. Posteriormente, a perfuração da pele até ao osso com uma agulha afiada muito grossa ou uma pequena broca afiada marcará a posição desejada do implante no osso antes de refletir a pele.[48]

Cobein MV, Coto NP, Crivello Junior O, Lemos JB, Vieira LM e Pimentel ML (2017) fizeram uma revisão sobre as técnicas disponíveis para a retenção de próteses implanto-suportadas: bar-clips, O-rings e ímãs e apresentam as preferências relatadas e, embora limitada pela heterogeneidade dos métodos utilizados e dos pacientes estudados, identificaram os melhores sistemas de retenção para implantes protéticos maxilofaciais. Se os profissionais conhecerem as vantagens e desvantagens de cada sistema, podem escolher a prótese mais natural e confortável. Foram analisadas as escolhas mais populares para diferentes condições. O sistema bar-clip foi o mais utilizado nas próteses auriculares (6/10 trabalhos) e nasais (4/10). Para a região orbital, 6/10 preferiram os ímanes. As técnicas de retenção mecânicas ou adesivas não osteointegradas são as menos dispendiosas e não têm contra-indicações. Quando os implantes osseointegrados são possíveis, cada região facial tem um sistema preferido. A escolha do sistema é influenciada por dois factores: a prática habitual e as capacidades do cirurgião maxilofacial e do protésico maxilofacial.[49]

Akash Dayal Gupta, Verma A, Dubey T e Thakur S (2017) afirmaram que a desfiguração pode ser congénita, de desenvolvimento, traumática ou devida a cirurgia ablativa. Tais defeitos comprometem a aparência, a função e tornam um indivíduo incapaz de levar uma vida relativamente normal e afectam a sua psique. À medida que a qualidade de vida do doente é alterada, a integração social torna-se difícil e a expetativa de voltar à normalidade cai por terra. O prognóstico para um resultado de tratamento bem sucedido depende de um diagnóstico correto e da antecipação de questões que ultrapassam o domínio da medicina dentária. A reconstrução cirúrgica microvascular através de retalhos livres é normalmente o tratamento de eleição. No entanto, a radioterapia, a complexidade anatómica, a possibilidade de recorrência e a complexidade do procedimento podem excluir esta opção. Ao longo dos anos, a reabilitação protética tem provado o seu valor nestas situações. Ao longo de décadas, foram desenvolvidas várias próteses para este fim. O objetivo desta revisão é explicar as caraterísticas mais importantes e a finalidade destas próteses.[50]

Hossein E. Jazayeri, Kang S, Masri RM, Kuhn L, Fahimipour F, Vanevenhoven R, Thompson G, Gheisarifar M e et al (2018) analisaram e afirmaram que o tratamento de anomalias craniofaciais tem sido um desafio devido a deficiências tecnológicas que não conseguiram fornecer um protocolo consistente para restaurar perfeitamente a anatomia específica do paciente. No passado, manobras baseadas em enceramento e impressão eram implementadas para atingir esse objetivo clínico. No entanto, com o advento da tecnologia de desenho assistido por computador e fabrico assistido por computador (CAD/CAM), um fluxo de trabalho rápido e económico na reabilitação protética tomou o lugar dos procedimentos desactualizados. Uma vez que a utilização de implantes é tão profunda em diferentes facetas da dentisteria de restauração, a sua colocação para retenção de próteses craniofaciais também tem sido muito popular e vantajosa numa variedade de contextos clínicos. O seu objetivo é descrever eficazmente a prática completa e interdisciplinar do fabrico e retenção de próteses craniofaciais, delineando o fabrico, a colocação de implantes osseointegrados para retenção de próteses, uma miríade de exemplos clínicos no complexo craniofacial e um vislumbre do futuro dos princípios de bioengenharia para restaurar a bioatividade e a fisiologia do tecido previamente danificado.[51]

Fernanda Pereira de Caxias, dos Santos DM, Bannwart LC, de Moraes Melo Neto CL e Goiato MC (2019) fizeram uma revisão sobre o sistema de classificação das próteses maxilofaciais, explicando seus tipos. Também tem como objetivo descrever sua origem e desenvolvimento, materiais e técnicas atualmente disponíveis, prever as necessidades futuras e, posteriormente, discutir suas possibilidades de melhoria como modalidade restauradora. As próteses maxilofaciais foram classificadas como restauradoras ou complementares, com subclassificações baseadas na finalidade da prótese. A origem das próteses maxilofaciais não é clara; no entanto, as técnicas de fabrico e os materiais sofreram várias alterações ao longo da história. Atualmente, os silicones e as resinas acrílicas são os materiais mais utilizados no fabrico de próteses personalizadas. As próteses maxilofaciais não só restauram diversos tipos de defeitos orofaciais, como também melhoram a qualidade de vida dos pacientes. Embora o cenário clínico atual no campo das próteses maxilofaciais seja promissor, podem esperar-se melhorias na qualidade dos materiais e nas técnicas das próteses maxilofaciais no futuro, para produzir melhores resultados no tratamento dos pacientes.[52]

Diken Türksayar A, Saglam SA e Bulut AC (2019) Os defeitos na zona do rosto causados por traumatismos, acidentes, tumores ou defeitos congénitos são tratados com próteses faciais especiais. Para além da estética, o problema mais comum com estas próteses é a retenção das mesmas. As técnicas actuais, os novos materiais, as opções de tratamento e os procedimentos de implementação são úteis. O sucesso das próteses maxilofaciais na satisfação das expectativas dos pacientes e dos médicos dentistas está a aumentar de dia para dia com o desenvolvimento da ciência dos materiais adesivos, a emergência de conhecimentos técnicos e o desenvolvimento da tecnologia de implantes. O aumento da retenção proporciona facilidade de utilização e aceitação por parte do paciente. Por conseguinte, o método escolhido para a retenção tem grande importância no prognóstico a longo prazo da prótese.[53]

Akarshan Dayal Gupta e Gupta Vardhman (2020) revisam que um material protético maxilofacial ideal deve ter excelente recetividade tecidual. A fabricação de próteses maxilofaciais apresenta vários problemas, como a obtenção de impressões, construção de moldes, coloração e caraterização para se assemelhar à pele humana, além disso, a gama de propriedades mecânicas e o grau de permanência desejado nos materiais representam um desafio. Os materiais protéticos devem ser translúcidos, de cor estável com tendência a manchar, fáceis de limpar e flexíveis em conjunto com a pele a que aderem. Além disso, devem ser capazes de aderir de forma segura e confortável e apresentar uma linha fina de contacto marginal. Tentou explicar em pormenor todos os materiais protéticos maxilofaciais que foram utilizados e estão a ser utilizados, com uma nota sobre a mais recente tecnologia de impressão 3D que está a ser investigada atualmente para próteses faciais.[54]

Sumayya A Nazar, Nair VV, Kumar H e Ravichandran R (2021) afirmaram que os defeitos da região facial causados por traumatismos, acidentes, tumores ou defeitos congénitos são tratados com próteses maxilofaciais. Para além da estética, o problema mais comum encontrado com estas próteses é a retenção das mesmas. São descritas técnicas recentes, juntamente com materiais mais recentes, opções de tratamento e a sua aplicação. O sucesso das próteses maxilofaciais em satisfazer as expectativas dos pacientes e dos protésicos está a aumentar com o desenvolvimento da ciência dos materiais adesivos, a emergência de conhecimentos técnicos e o desenvolvimento da tecnologia de implantes. O aumento da retenção proporciona facilidade de utilização e aceitação psicológica por parte do paciente, melhorando assim o prognóstico a longo prazo da prótese. No presente artigo de revisão, foram avaliados de forma crítica os métodos utilizados para a retenção de próteses desde o passado até ao presente, juntamente com as vantagens dos adesivos e implantes, a implementação da tecnologia 3D e a prototipagem rápida.[55]

Suja Joseph, Aby Mathew T, Annie Susan Thomas, Aswati Soman e Minnu Harshakumar (2021) afirmaram que os defeitos na região maxilofacial podem ser congénitos ou adquiridos, e podem afetar negativamente a sua saúde física e psicológica, pelo que tais defeitos requerem reabilitação para melhorar a qualidade de vida. A prótese maxilofacial ajuda a substituir a parte do corpo em falta. O modo de retenção é sempre um desafio. Para além dos vários modos de retenção disponíveis, um planeamento minucioso do tratamento pode proporcionar uma melhor qualidade das próteses maxilofaciais. O tipo de retenção a utilizar depende de vários factores, como a forma e o tamanho do defeito, as condições sistémicas e a idade do doente. A utilização de auxiliares de retenção ideais, juntamente com os factores estéticos, funcionais e económicos, ajuda a obter um resultado bem sucedido.[56]

4. HISTÓRIA

A continuidade histórica quanto ao momento em que o homem tentou pela primeira vez disfarçar a presença de uma deformidade facial congénita ou adquirida por meios artificiais não é clara. Os defeitos faciais de origem adquirida ou congénita estariam presentes desde o início dos tempos, é um facto incontestável. Os materiais utilizados antes de 2500 a.C. limitar-se-iam, com toda a probabilidade, a peles de animais ou argila. Infelizmente, esses materiais desintegraram-se e, por conseguinte, perderam-se na antiguidade.

2500 A.C. PERÍODO EGÍPCIO

O primeiro relato histórico de uma tentativa de substituição de próteses faciais pode ter ocorrido durante a quarta dinastia 2613/2494 a.C. As escavações de túmulos deste período forneceram provas do fabrico de próteses nasais, orbitais e auriculares e de tratamentos dentários restauradores. Os egiptólogos referem que estes aparelhos protésicos foram, muito provavelmente, colocados após a morte para satisfazer as crenças religiosas da época, segundo as quais "apenas aqueles que não apresentassem defeitos físicos entrariam no "Reino de Osíris".

No caso das próteses faciais, o problema da retenção da prótese, tendo em conta a conceção utilizada e a ausência de adesivos para a pele, leva-nos a supor que se trata de um trabalho do agente funerário e não do protésico. Outros historiadores e arqueólogos relataram a descoberta de próteses faciais semelhantes, fabricadas em madeira, cera e barro, em túmulos do período chinês primitivo .[1]

PERÍODO GRECO-ROMANO-1000 A.C.

As culturas antigas da Grécia, da Trácia e de Roma possuíam qualidades estéticas que lhes permitiam apreciar a importância da forma e da função, bem como da tecnologia e dos materiais. Nos últimos anos, as escavações de cemitérios na Bulgária revelaram algumas relíquias interessantes do período trácio, uma das quais assume a forma de uma máscara facial de prata unida a um capacete de ferro.

1000 A.D.

A primeira descrição bem documentada de próteses faciais é fornecida por Ambroise Pare, um cirurgião militar francês de grande capacidade que fez muitas contribuições variadas para o desenvolvimento da cirurgia e das ciências médicas. Vários exemplos de substituição de próteses faciais são apresentados no seu famoso livro THEOPERA, publicado em 1579. Ele forneceu informações sobre as indicações, os vários materiais e também os métodos de retenção utilizados. Afirmou que as próteses auriculares feitas de papel machê ou de couro podiam ser retidas por meio de uma faixa metálica que passava sobre a cabeça do paciente. Defendia também a utilização de próteses para substituir o olho. Pare recomendava o uso de um nariz protético que, segundo ele, poderia ser feito de prata e preso ao rosto por cordas, sendo a linha de junção no lábio camuflada por um bigode artificial. Um outro exemplo é o método que sugere para manter uma prótese nasal através de uma série de fitas de linho. Galeno (1606) relata que, na Calábria, os homens estão habituados a transformar narizes mutilados em narizes com outra forma, a partir de papel machê ou prata, cobrindo-os com o mesmo pigmento da cor da pele e fixando-os com cola ou outra substância pegajosa. Um caso bem conhecido de reabilitação de próteses faciais é o do artilheiro com a máscara de prata. A máscara facial era fabricada em prata e era apoiada no rosto por meio de tiras de couro que se ajustavam ao pescoço e à parte de trás da cabeça. As invenções de Fauchard têm hoje um valor prático na prótese maxilo-facial, por exemplo, a mola especial que concebeu para a retenção de próteses superiores e inferiores[2] . Atualmente, a retenção bem sucedida de certas próteses maxilofaciais volumosas é possível graças à utilização das molas que ele introduziu há trezentos anos. Um doente que tinha um lábio leporino deficiente, uma fenda palatina e um septo nasal defeituoso foi reabilitado por Morton, que colocou uma placa de ouro, à qual soldou os dentes em falta do doente sobre o palato onde o tecido era deficiente. A placa, fixada pelo princípio da sucção atmosférica, encaixou perfeitamente e, pela primeira vez na sua vida, o doente conseguiu falar de forma inteligível. Morton também construiu um novo nariz de porcelana para uma senhora de Boston que tinha perdido o seu devido a uma doença maligna. O nariz foi esmaltado com a cor exacta da tez da paciente e foi fixado aos seus óculos. Christopher-François Delabarre, um trabalhador pioneiro em 1820, introduziu muitas inovações que têm uma aplicação definitiva nas próteses maxilofaciais actuais, tanto no campo intra-oral como extra-oral. Tetamore (1874) parece ter sido a primeira pessoa a ver a vantagem de usar armações de óculos para reter e disfarçar as margens de uma prótese facial. Norman W. Kingsley (1880) deu um exemplo do seu método de abordagem para a reconstrução de uma deformidade palatonasal. A sua prótese composta, tanto quanto s e pode deduzir dos desenhos, era quase auto-retida. As contribuições do francês Claude Martin para a prótese maxilofacial são dignas de nota. O livro que publicou em 1889 introduziu, entre muitas outras inovações, um método de retenção de uma prótese nasal através de um dispositivo muito engenhoso que compensava o movimento dos músculos faciais. Esta prótese, tal como a referida por Morton, era feita de material cerâmico. Branemark e os seus colaboradores, em 1977, foram os primeiros a colocar fixações osseointegradas modificadas no esqueleto craniano com o objetivo de reter uma orelha protética.

5. DISCUSSÃO

A prótese maxilofacial é definida como qualquer prótese utilizada para substituir parte ou a totalidade de qualquer estrutura estomatognática e/ou craniofacial. A retenção é a qualidade inerente à prótese dentária que actua para resistir às forças de deslocação ao longo do percurso de colocação. (GPT-9). Nas próteses maxilofaciais, existe uma grande variedade de tipos de métodos para obter retenção, estabilização e imobilização, conforme necessário. A avaliação adequada de um caso com o cirurgião antes e durante a cirurgia ajuda a encontrar meios de criar defeitos irregulares para melhorar a retenção anatómica.

5.1 CLASSIFICAÇÃO DA RETENÇÃO DE PRÓTESES MAXILOFACIAIS

A classificação é apresentada a seguir.

CLASSIFICAÇÃO

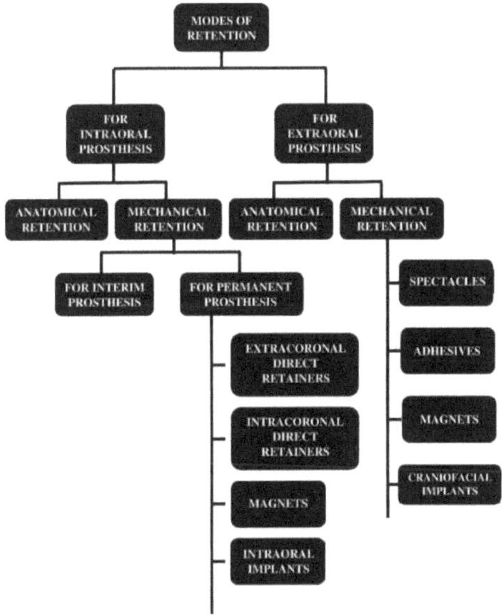

5.2 RETENÇÃO INTRA-ORAL

É obtida a partir dos dentes, da mucosa e do tecido ósseo. Os dentes são os principais activos na retenção da prótese, particularmente de uma prótese obturadora. O número, a posição e o estado periodontal dos dentes naturais remanescentes são factores cruciais, pois determinam a quantidade de tensão que os dentes remanescentes podem absorver. Os dentes remanescentes devem ser examinados e qualquer tratamento pré-protético necessário deve ser efectuado. Durante a conceção da prótese, podem ser utilizados retentores diretos intra-coronais ou extra-coronais. Os dentes relativamente fracos só devem ser apertados se puderem ser unidos permanentemente a outros dentes estáveis.

5.2.1 Retenção anatómica intra-oral

A retenção anatómica requer a utilização de tecidos duros e moles da área da cabeça e do pescoço. A retenção obtida depende de muitos factores para um resultado final bem sucedido. Estes factores estão relacionados com a localização e o tamanho do defeito, a mobilidade dos tecidos, os cortes inferiores e o peso do material da prótese final. Os tecidos duros actuam como uma base sobre a qual a prótese assenta e proporcionam uma melhor vedação da prótese com a utilização de um adesivo. Um exemplo seria a parede óssea de um defeito com o qual o dispositivo protético entraria em contacto ou um remanescente cartilaginoso da orelha.

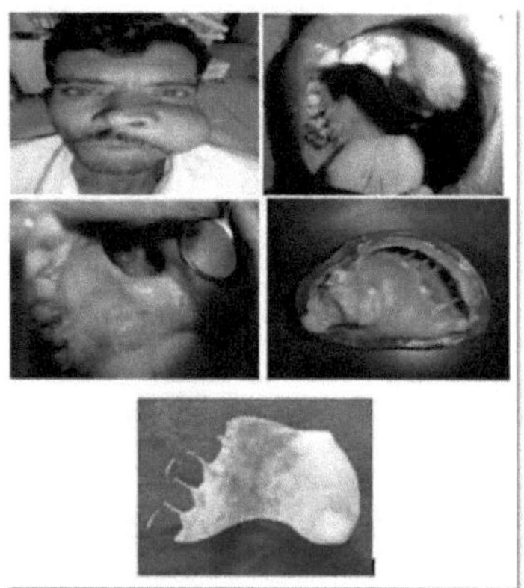

Fig. 1 : Defeito no lado esquerdo do palato após excisão cirúrgica de um carcinoma oral reabilitado com um obturador envolvendo os cortes anatómicos

Os tecidos moles revelam-se mais problemáticos devido à sua flexibilidade, mobilidade, falta de um suporte ósseo basal, menor resistência à deslocação quando é aplicada uma força e deficiências como base para fixar firmemente o adesivo cirúrgico durante a cimentação e a natureza fisiológica dos tecidos ectodérmicos escamosos. A retenção no sentido clássico não pode ser alcançada, mas uma retenção aceitável pode normalmente ser obtida através do envolvimento de áreas chave dentro dos defeitos. No entanto, os doentes edêntulos devem ser informados de que a sua prótese irá apresentar um movimento considerável durante a função. A maioria dos pacientes estará consciente de quaisquer deficiências de retenção devido à sua experiência com o obturador cirúrgico imediato e provisório. No entanto, é aconselhável voltar a enfatizar esta deficiência antes do fabrico da prótese definitiva, para que as expectativas sejam realistas.

Dentes

Os dentes são o maior trunfo para a retenção de uma prótese, especialmente de uma prótese obturadora. No entanto, a quantidade de stress gerada pelo movimento da prótese obturadora pode variar muito. O número, a posição e o estado periodontal dos dentes remanescentes são os factores mais críticos na avaliação da quantidade de tensão que os dentes remanescentes podem ser capazes de absorver. Pode ser indicada a imobilização fixa de alguns ou de todos os dentes restantes para dissipar as tensões dirigidas aos dentes do pilar primário.

Durante o desenho da prótese, deve ser considerada a utilização de retentores diretos intracoronais ou extracoronais. Quando os dentes remanescentes estão localizados unilateralmente, o retentor intracoronal pode proporcionar algum benefício na minimização da quantidade de movimento vertical da prótese obturadora dentro do defeito. Se o defeito for pequeno e os dentes remanescentes estiverem estáveis, as contenções intracoronárias podem ser consideradas.

Se o defeito for grande e alguns ou todos os dentes restantes forem fracos, devem ser usados retentores extracoronários. Devido à localização unilateral dos dentes, com todas as áreas de retenção localizadas num dos lados, pode ocorrer a rotação da prótese para fora do defeito e dos grampos para fora dos rebaixos de retenção. A localização destes rebaixos de retenção deve ser contrariada por planos de orientação ou pela colocação palatina de alguns grampos de retenção.

A eficácia relativa de qualquer plano de orientação depende da sua relação com o trajeto de inserção e remoção da prótese. Se os dentes remanescentes não estiverem paralelos às paredes do defeito e se as superfícies palatinas dos dentes não forem suficientemente longas, não é possível fornecer planos de orientação adequados para resistir à deslocação vertical do obturador e ao desengate dos braços do fecho de retenção.

A localização específica dos grampos de retenção será ditada pela localização e estabilidade relativa dos dentes remanescentes. Deve-se considerar a colocação de grampos de retenção o mais próximo possível e o mais longe possível do defeito, com pelo menos um e de preferência mais grampos de retenção entre estas posições extremas. Dentes relativamente fracos não devem ser grampeados, a não ser que possam ser esplintados permanentemente a outros dentes mais estáveis.

Enxerto de pele, faixa de cicatrização

Para uma epitelização precoce da ferida, é colocado um enxerto de pele na superfície cruenta. O envolvimento deste enxerto de pele e a banda cicatricial formada na junção mucosa do enxerto de pele melhoram significativamente a retenção. À medida que a cicatriz se organiza, contrai-se longitudinalmente à maneira de um cordão em bolsa, criando assim um rebaixo superiormente e uma concavidade inferiormente. Esta banda é mais proeminente lateralmente e posterolateralmente, tendendo a fundir-se com a mucosa oral e nasal mais anteriormente.

A banda cicatricial é flexível e permite que a prótese seja inserida; no entanto, tende a resistir a forças de deslocação. O enxerto de pele por cima da banda cicatricial tende a esticar-se, pelo que uma ligeira pressão da prótese contra o enxerto, lateralmente, melhorará tanto a retenção como o suporte da prótese. Se se permitir que a superfície crua da bochecha cicatrize, não se formará uma banda cicatricial secundária, resultando num defeito com uma forma menos favorável. Uma vez que a porção lateral do obturador apresenta um maior grau de movimento, a retenção pode ser melhorada através de um contacto adequado do tecido obturador superior lateralmente.

Atualmente, os materiais flexíveis têm limitações, tais como um tempo de serviço curto devido à contaminação por fungos, uma menor molhabilidade e uma fraca capacidade de ajuste. No entanto, estes materiais permitem um envolvimento mais profundo dos rebaixos ósseos e podem ser particularmente úteis para alguns pacientes edêntulos. Se a área estiver coberta com mucosa palatina no momento da cirurgia, então é uma área potencial para retenção.

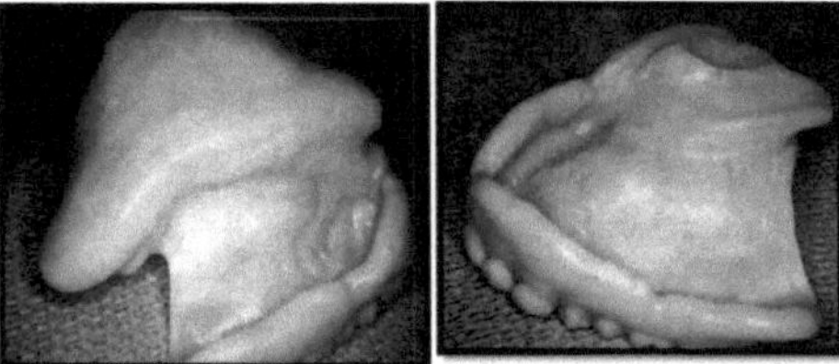

Fig. 2 Extensão sobre o palato mole residual

Fig. 3 Extensão para além da margem medial do palato ósseo e do palato mole residual

Imagem de cortesia: Fig. 1, 2 e 3 de Riley MA, Walmsley AD, Harris IR. Ímanes em medicina dentária protética. J Pros Dent 2001;86:137-42

A extensão pode ser efectuada para a superfície nasal do palato mole remanescente. Juntamente com a retenção mecânica, a extensão correta produzirá um bom selamento posterior. Se a margem anterior do palato mole remanescente apresentar uma elevação considerável durante a fala e a deglutição, então a impressão na área correspondente deve ser cortada com um bisturi e deve ser efectuada uma impressão funcional com cera termoplástica. Neste caso, deve ter-se o cuidado de não efetuar cortes ósseos indesejáveis.

5.2.2 Retenção mecânica intra-oral

A. Retenção de próteses provisórias

Um fio de aço inoxidável forjado de calibre 18 pode ser rapidamente adaptado a um molde dos dentes restantes para reter a prótese provisória durante o período de cicatrização. Alguns grampos de arame vêm pré-formados e podem ser facilmente incorporados no palato acrílico de um obturador ou sela numa prótese inferior ou numa dentadura previamente existente. Outros grampos de fio de aço inoxidável pré-formados incluem os fios labiais Adams, Arrowhead, Akers, Roach ou Hawley.

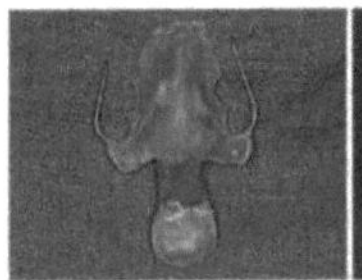

Interim palatal lift prosthesis consisting of polymethylmethacrylate and orthodontic wire clasps

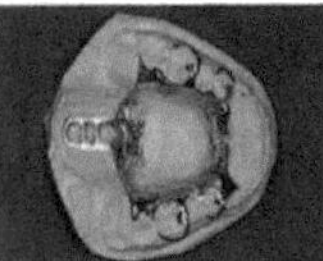

Cast metallic palatal lift prosthesis framework and the master cast upon which it was constructed prior to the addition of the polymethylmethacrylate responsible for elevating the soft palate.

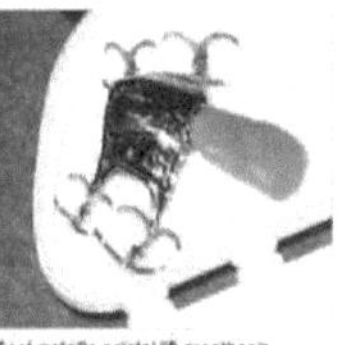

Cast metallic palatal lift prosthesis following the addition of the polymethylmethacrylate responsible for elevating the soft palate.

Fig. 4 Imagem de cortesia: Mandhan R, Sanjna nayar. Gestão protética de um paciente com síndrome de Collin do professor. Indian Journal of dental research abril-junho de 2006; 17(2): 78-81

Foto Cortesia Fig. 1-4 Goiato MC, Delben JA, Monteiro DR, dos Santos DM. Sistemas de retenção para próteses craniofaciais implanto-suportadas. J Craniofac Surg. 2009 May;20(3):889-91.

As bandas ou coroas de aço inoxidável pré-formadas podem ser adaptadas a uma criança ou adulto para aumentar a forma de retenção de um dente mutilado ou cónico. Podem ser utilizados olhais ou bandas extra-soldados com suportes pré-soldados para criar rebaixos nestas coroas para uma melhor retenção do fecho.

B. Retenção de prótese permanente

O método mais comum de retenção de uma prótese é um fecho de metal fundido que abraça um corte inferior. Um fecho corretamente concebido e fabricado proporcionará estabilidade, imobilização, apoio bilateral, reciprocidade e retenção.

O fecho fundido adapta-se com maior sucesso a uma boca previamente condicionada para o receber, ou seja, uma boca com moldes bem desenhados, estudados e ajustados sobre os dentes pilares. Esta extensão metálica da prótese removível é melhor designada por retentor direto. Devido à sua construção, o retentor direto tem contacto e, por isso, encaixa no dente pilar para se estender à sua volta mais de 180 graus e resistir à deslocação causada por forças de deslocação razoáveis.

O fecho estende-se para uma área inferior ou infra-bulbar do dente de suporte, de modo a obter retenção. Só evita danos aos tecidos de suporte dos dentes pilares se for cuidadosamente projetado como parte da prótese parcial. Várias qualidades do desenho do fecho influenciam o grau de retenção. Estas incluem o comprimento, o diâmetro, a conicidade, o material e os contornos gerais do fecho de retenção, bem como a profundidade do corte inferior utilizado.

- **Comprimento do braço do fecho de retenção**

A capacidade de um braço de fecho para se flexionar e relaxar à medida que passa sobre a altura do contorno e fica em repouso numa área de corte inferior é diretamente proporcional ao cubo do seu comprimento. Um braço de fecho que é aumentado de 5 para 6 mm de comprimento, uma alteração de 20%, terá a sua taxa de deflexão de carga amplificada em aproximadamente 75%.

• **Diâmetro do braço do fecho de retenção**

A influência deste fator foi calculada como sendo inversamente proporcional à quarta potência do diâmetro. Assim, um aumento muito pequeno no diâmetro da secção transversal de um braço de fecho pode influenciar significativamente a sua capacidade de flexão e relaxamento.

• **Forma do braço de fecho retentivo**

Um braço de fecho cónico tem maior flexibilidade do que um braço de contorno uniforme. O afunilamento correto aumenta muito a flexibilidade de um braço de fecho.

• **Material do braço do fecho de retenção**

Uma vez que um fecho de arame forjado tem uma estrutura fibrosa, é mais flexível do que um fecho fundido com a sua estrutura cristalina mais frágil.

• **Contorno do braço do fecho de retenção**

Um braço de fecho que é meio redondo, como a maioria dos braços de fecho fundidos, é mais flexível do que um braço de fecho redondo do mesmo diâmetro.

• **Profundidade de corte inferior utilizada**

Este fator influencia a quantidade de deformação necessária para ultrapassar a altura do contorno de um dente pilar. É talvez o fator que mais frequentemente varia no estabelecimento da retenção.

5.2.3 Retentores diretos intracoronais

Intracoronal descreve uma fixação dentro dos limites das cúspides e do contorno axial proximal normal ou dentro dos contornos normais da coroa de um dente. Um retentor é qualquer tipo de dispositivo utilizado para a estabilização ou retenção de uma prótese. (GPT-8) A prótese intra-oral fabricada com encaixes de precisão para retenção e suporte é a melhor alternativa disponível quando as restaurações fixas são contra-indicadas. Os attachments de precisão são attachments pré-fabricados que consistem em dois componentes metálicos combinados, macho e fêmea. São normalmente feitos de metal precioso e são maquinados com uma tolerância apertada. Os encaixes intracoronários são utilizados para unir a prótese amovível a uma restauração fixa.

As aplicações corretas de attachments internos têm as seguintes vantagens em relação às próteses parciais removíveis do tipo clasp :

1. **Estética**: Ao contrário da prótese parcial tipo clasp, não há evidência visível de retentores metálicos labiais ou vestibulares.

2. **Saúde periodontal**: O encaixe de precisão é menos stressante para os dentes do pilar do que os encaixes do tipo clasp. As forças vectoriais laterais são reduzidas, uma vez que a maioria das forças são dirigidas ao longo do eixo do dente e podem ser mais facilmente resistidas pelas fibras do ligamento periodontal. Este tipo de tensão direcionada exerce menos pressão sobre os dentes pilares, proporcionando assim um melhor ambiente para a manutenção da saúde periodontal.

Os attachments intracoronais consistem em duas partes - uma ranhura (fêmea) e uma flange (macho), como ilustrado na Fig. 8. A flange está ligada à prótese removível e encaixa na ranhura que está embutida numa restauração fixa. O tipo de acessório intracoronal é provavelmente o acessório mais utilizado. No entanto, para obter resultados de sucesso, é essencial que sejam sempre seguidas técnicas exactas e precisas, bem como uma adesão rigorosa aos princípios básicos de engenharia e mecânica.

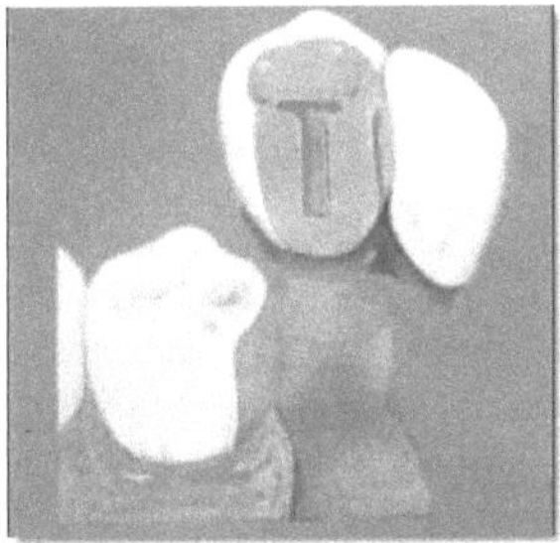

Fig. 5

Os anexos intracoronais desempenham funções de retenção e de suporte, tal como as unidades de fecho. A retenção proporcionada pelo acessório depende principalmente da área de superfície de contacto entre as duas partes. A ação de suporte é proporcionada pelas superfícies laterais do acessório quando utilizado convencionalmente. Tendo em conta a excelente retenção e estabilidade proporcionadas pelos encaixes intracoronários, estes têm aplicação tanto em próteses parciais fixas como removíveis.

Uma vez que a retenção fornecida pelo acessório depende em grande parte do contacto entre os dois componentes, é desejável fornecer a maior área de superfície possível. A área de superfície disponível é o produto da secção transversal da parte macho e do seu comprimento. O comprimento do acessório é regido pela altura da coroa clínica do dente e é um fator muito importante na retenção e estabilidade do acessório. A secção transversal do encaixe é limitada porque é necessário encaixar a peça fêmea dentro da circunferência do dente.

Critérios fundamentais para os anexos

1. Preparação dos dentes pilares

A preparação de eleição é uma preparação de ombro completo com uma largura circunferencial uniforme do ombro na fundição correspondente. Uma vez que a maior parte da tensão da caixa de fixação funcional é transmitida na direção vertical, o ombro uniforme ajuda a distribuir igualmente a carga pelas estruturas de suporte, com pouca tensão lateral infligida ao pilar. Esta abordagem à preparação dos dentes do pilar está em conformidade com os princípios de engenharia aceites de conceção e construção.

2. Esplintagem de pilares

Pelo menos dois attachments devem ser colocados em coroas que são esplintadas noutros dentes para ajudar a distribuir as forças. Os attachments auxiliares podem então ser usados em dentes individuais disponíveis para fornecer suporte e retenção adicionais. A única exceção é a colocação de attachments em caninos longos que tenham um bom suporte ósseo. Para os pacientes que perderam a maioria dos seus dentes posteriores, a esplintagem em arco cruzado dos dentes anteriores restantes, que inclui os dois acessórios estratégicos, é o método de escolha.

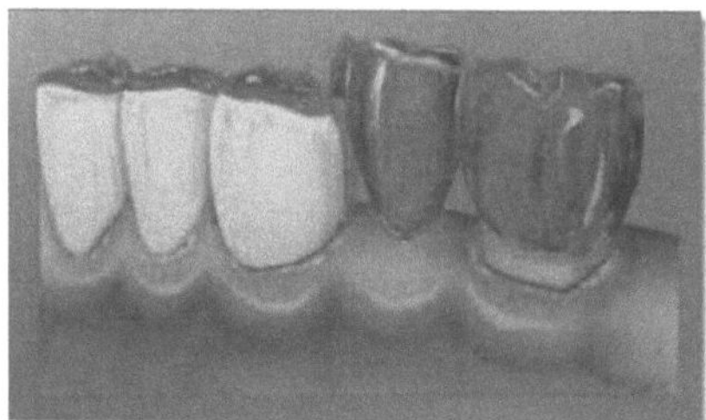

Fig. 6

3. Anexos

A coroa média pode normalmente aceitar entre 5 a 7 milímetros de encaixe macho se os dentes e o periodonto tiverem sido preparados corretamente. Qualquer encaixe com menos de 4 mm de comprimento funcionará mais como um apoio do que como um encaixe e não deve ser utilizado como um dos dois encaixes essenciais de funcionamento estratégico. Devido à superfície inferior plana do encaixe, um ombro permite que a fêmea seja colocada numa direção mais gengival. Esta relação da fêmea com o pilar resultará na colocação do comprimento máximo do macho utilizável, o que na maioria dos casos é um fator crítico. Os dentes do pilar devem ser preparados normalmente, sem ênfase adicional no aprofundamento da parede axial para a aceitação da fêmea.

4. Mecanismo de retenção

Todos os tipos de prótese parcial removível têm de lidar com o problema de evitar que as forças gravitacionais e musculares desloquem a prótese parcial durante a função. Isto é especialmente verdadeiro para a prótese parcial de extensão distal média. Para resistir a estas forças, foram desenvolvidas muitas ajudas mecânicas diferentes, incluindo todas as variedades de fechos, apoios, molas, flanges, encaixes, fechos, êmbolos e braços de retenção. Apesar das diferenças no design e na aplicação, quase todos estes mecanismos de retenção são utilizados para segurar os dentes do pilar com rigidez suficiente para evitar que uma força desloque a prótese. Infelizmente, ao mesmo tempo que são retentivos, estes mecanismos infligem tensões laterais nos dentes do pilar através da sua ação de torção. Estas tensões laterais adicionais podem eventualmente prejudicar o suporte periodontal dos dentes pilares e limitar a longevidade da restauração.

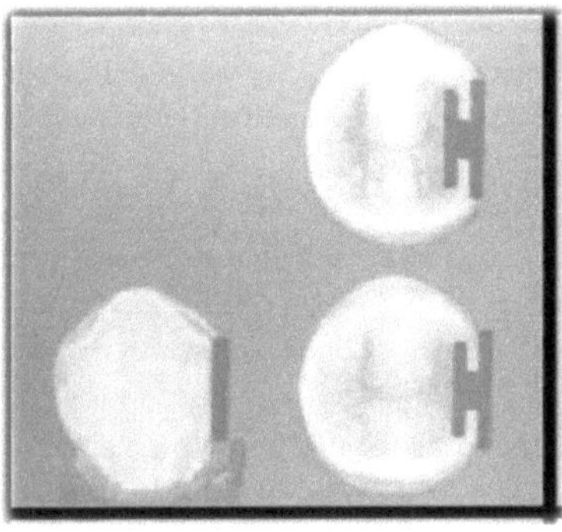

Fig. 7

Cortesia da imagem: Fig 5,6 e 7 Sudarat Kiat-Amnuay, Patrick J. Waters, Dianna Roberts, Lawrence Gettleman. Retenção adesiva de silicone e polietileno clorado para próteses maxilofaciais. J prosthet Dent 2008; 99:483-488

A maioria dos defeitos maxilares pode ser reabilitada com uma prótese obturadora simples convencional. No entanto, uma retenção, estabilidade e suporte inadequados podem estar associados à utilização de um obturador. Os encaixes de precisão têm sido utilizados para reter obturadores há já algum tempo. A utilização de attachments de precisão num paciente com maxilectomia dentada pode produzir uma melhoria funcional significativa, mantendo as vantagens estéticas do obturador.

5.2.4 Ímanes intra-orais e extra-orais

Os fenómenos magnéticos são reconhecidos há muitos séculos. Um íman é definido como um material que tem a capacidade de atrair o ferro e de se orientar na direção norte-sul quando suspenso. As áreas de interesse particular num íman são os seus pólos, cada um dos quais com a mesma força e denominado norte ou sul em relação à sua orientação para o campo magnético da Terra. As substâncias fortemente magnéticas são classificadas como ferromagnéticas e incluem o ferro, o aço, o cobalto, o níquel e as ligas destes metais. No entanto, as ligas dentárias de cobalto e crómio, mesmo as que têm um elevado teor de níquel, são pouco magnéticas. Os sistemas magnéticos são utilizados há muitos anos como auxiliares na retenção de próteses, com excelentes resultados clínicos e aceitabilidade por parte dos pacientes. No campo da dentisteria protética, têm sido utilizadas as propriedades de atração e repulsão dos ímanes. A repulsão magnética tem sido utilizada para limitar a deslocação das próteses através da incorporação de ímanes nos segmentos posteriores, como pólos em aposição. As forças de atração foram utilizadas através da implantação de ímanes no osso alveolar, raiz ou tecido mole; ao contrário dos pólos magnéticos incluídos na prótese sobrejacente.

Os ímanes convencionais foram aplicados na dentisteria de restauração no ano de 1960 como dispositivos de retenção para próteses sobredentadas, próteses parciais removíveis e próteses maxilofaciais. Um dos primeiros ímanes foi o Alnico emparelhado. Trata-se de uma liga magnética permanente de ferro, cobalto, níquel e alumínio. Foi utilizado para manter o assento de próteses completas maxilares e mandibulares com a ajuda da sua repulsão mútua de pólos semelhantes.Os ímanes foram incorporados nas bases das próteses com pólos semelhantes orientados um para o outro. Mas a principal desvantagem deste sistema é o grande tamanho necessário para conseguir uma força de repulsão adequada para manter as próteses no sítio quando os maxilares estão separados. Além disso, as forças de repulsão constantes promovem a reabsorção do osso e do rebordo alveolar.No final dos anos 60, foi introduzido outro íman permanente em que o cobalto foi ligado com samário (Co5Sm). Este íman tem o dobro da intensidade do campo magnético do Co-Pt e é a mais forte das ligas Alnico. A propriedade notável do Co5Sm é a sua permanência magnética extremamente elevada (dureza). Estes ímanes podem ser produzidos em dimensões muito pequenas, aproximadamente um quinto dos ímanes de Co-Pt, e ainda assim podem fornecer a mesma força. Foi aplicado um revestimento de proplast (politetrafluoroetileno e grafite pirolítica) para proteção in vivo. Atualmente, o proplast já não é utilizado como material de revestimento, mas o politetrafluoretileno (PTFE) está a ser utilizado como aglutinante em ímanes ligados a polímeros. No entanto, estes não são adequados para a utilização a longo prazo de ímanes no corpo, uma vez que a difusão da humidade através do polímero resulta na perda de resistência à corrosão .[6]

Outra liga à base de neodímio-ferro-boro (Nd-Fe-B) ficou disponível na década de 1980 para aplicações dentárias. Tanto o Co5Sm como o Nd-Fe-B são designados por ímanes de terras raras (TR) porque são raros do ponto de vista da extração[7] . Atualmente, os ímanes de samário-cobalto (Sm-Co) são os ímanes de terras raras mais úteis .[8]

CLASSIFICAÇÃO DOS ÍMANES[9]

A. Com base nas ligas utilizadas

- Os que contêm cobalto São exemplos o Alnico, o Alnico V, o Co-Pt, o Co5Sm.
- Os que não contêm cobalto Exemplos são o Nd-Fe-B, nitreto de ferro samário.

B. Baseado na capacidade de manter as propriedades magnéticas (coercividade intrínseca ou dureza)

- Suave (fácil de magnetizar ou desmagnetizar) (menos permanente) Exemplos: Liga de Pd- Co-Ni, liga de Pd-Co, liga de Pd-Co-Cr, liga de Pd, Co-Pt, aços inoxidáveis magnéticos, Permendur (liga de Fe-Co), liga de Cr-Molibdénio.
- Duros (retêm permanentemente o magnetismo). Exemplos: Ligas de Alnico, Co-Pt, Co5Sm, Nd- Fe-B.

C. Com base no revestimento de superfície

- Revestidos (aço inoxidável, titânio ou paládio)
- Sem revestimento

D. Com base no número de ímanes no sistema

- Individual
- Emparelhado

E. Baseado em O arranjo dos pólos

- Pólos invertidos
- Postes não invertidos

F. Com base no tipo de campo magnético

- Campo aberto
- Campo fechado

Sistemas de campo aberto[6]

Nestes sistemas, um campo magnético é experimentado fora do espécime, uma vez que o íman está envolto num invólucro não magnético. Foram efectuados vários estudos sobre os efeitos dos campos magnéticos e dos materiais magnéticos, com resultados contraditórios. No entanto, não há nada que sugira a ocorrência de efeitos clínicos adversos após 40 anos de aplicações magnéticas na medicina e na medicina dentária. No entanto, devido aos receios sobre os efeitos dos campos magnéticos nos tecidos moles, foi desenvolvido um material magnético macio, a liga Pd-Co-Ni, para utilização na face radicular, que se revelou ser o material mais resistente à corrosão. A vantagem destas ligas é o facto de o elemento radicular não possuir propriedades magnéticas permanentes; assim, não se verificam campos magnéticos no ambiente oral quando as próteses são removidas. Outros materiais magnéticos macios utilizados para os aparelhos radiculares incluem os aços inoxidáveis magnéticos, Permendur (uma liga de ferro e cobalto), ligas Nd-Cr-Mo. Um sistema de campo aberto consiste num íman cilíndrico com extremidades abertas. Pode ser emparelhado ou simples.

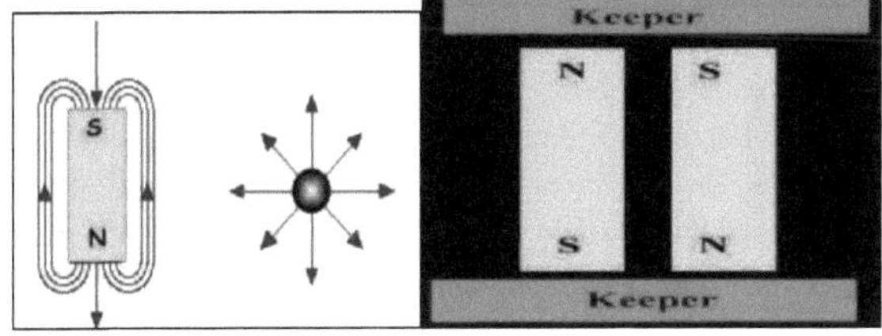

Fig. 8 Fig. 9

Imagem de cortesia Fig. 8-9 Goiato MC, Delben JA, Monteiro DR, dos Santos DM. Sistemas de retenção para próteses craniofaciais implanto-suportadas. J Craniofac Surg. 2009 May;20(3):889-91.

Sistemas de campo fechado[6]

Muitos dos sistemas comerciais atualmente disponíveis são do tipo de campo fechado, tentando reduzir os efeitos do campo magnético na cavidade oral. Os acessórios magnéticos incorporam materiais magnéticos macios (como aço inoxidável ferrítico ou martensítico ou uma liga de Pd-Co-Ni) que ligam os dois pólos de um íman, de modo a que o campo externo seja desviado pelo caminho de menor resistência, reduzindo os campos externos in situ. A fixação de ímanes de campo fechado é mais eficiente porque tanto o pólo norte como o pólo sul podem ser utilizados para a fixação ao detentor (nos sistemas de campo aberto, apenas é utilizado um pólo) e os detentores podem conter o fluxo magnético. Embora estes sistemas proporcionem geralmente uma força de retenção mais elevada do que um sistema de campo aberto de dimensão semelhante, a retenção diminui rapidamente com o aumento da separação. A primeira conceção de campo fechado foi a conceção de pólo dividido, que consistia em dois ímanes dispostos com pólos opostos adjacentes um ao outro. Um detentor magnético macio foi fixado na parte superior dos ímanes e um detentor semelhante foi incorporado na raiz. Um sistema de pólos divididos invertidos, tal como concebido por Gillings, proporcionava uma força maior do que os pólos divididos não invertidos. Os ímanes emparelhados podem ter 2,5 mm de diâmetro e 1,5 mm de altura ou 3 mm de diâmetro e 2,5 mm de altura. Geralmente, os sistemas de campo aberto fornecem menos forças de retenção em comparação com os sistemas de campo fechado. No entanto, apesar de os sistemas de campo fechado proporcionarem forças de retenção mais elevadas, a retenção diminui rapidamente com o aumento da separação. Os ímanes emparelhados proporcionam uma maior força de separação do que um íman único com um detentor de íman macio. Um sistema de pólo dividido invertido fornece uma força maior do que um projeto de pólo dividido não invertido. Mesmo entre os sistemas de campo fechado, uma conceção do tipo sanduíche de campo fechado circular proporciona uma maior quantidade de retenção. Se o detentor for elipsoidal, em vez de oval ou circular, a retenção aumenta ainda mais. As caraterísticas de retenção de diferentes sistemas magnéticos utilizados em aplicações dentárias foram estudadas por Highton et al. no ano de 1986. Compararam seis sistemas disponíveis no mercado, cinco dos quais eram de campo fechado e um de campo aberto. Observaram que a maior retenção era obtida quando o íman e o suporte estavam em contacto íntimo sem qualquer espaço de ar. Com um intervalo de 0,1 - 0,5 mm entre as duas superfícies, as qualidades de retenção diminuíram rapidamente e todos os sistemas apresentaram alterações semelhantes. Verificou-se também que a retenção oferecida com estas folgas era adequada do ponto de vista clínico e era equivalente à retenção proporcionada por uma barra em I. Aconselham um sistema controlado para desenvolver um espaço de ar mínimo entre o íman e o detentor durante o processamento da prótese, uma vez que um contacto demasiado próximo entre eles teria um efeito deletério nas estruturas de suporte da prótese devido a uma força de rutura excessiva.

Efeitos dos ímanes nos tecidos[9]

Existem duas formas possíveis de um íman causar lesões nos tecidos.

- Efeitos físicos devidos aos campos magnéticos constantes (magnetismo) que os rodeiam.

• Efeitos químicos das ligas e dos seus produtos de corrosão.

Em 1960, Behran estudou os efeitos físicos nos ossos e tecidos moles de 450 indivíduos e concluiu que o magnetismo é completamente inócuo para os tecidos. Em 1979, Cerny observou que os ímanes incorporados não causam efeitos adversos nos animais de laboratório. Os efeitos dos campos magnéticos foram estudados extensivamente, com resultados contraditórios. No entanto, para aplicações dentárias, não há qualquer alegação de efeitos prejudiciais para os tecidos. O sistema de campo fechado tem uma melhor compatibilidade com os tecidos quando comparado com um sistema de campo aberto. O elemento de retenção da prótese encosta-se ao detentor na raiz e segura a prótese com a ajuda da atração magnética. Quando em posição, não existe qualquer campo externo à volta da prótese ou da raiz. Um íman tem pouca resistência à corrosão nos fluidos orais, especialmente os não revestidos. Ambos os ímanes de terras raras são frágeis e susceptíveis à corrosão. Corroem rapidamente na saliva e a presença de bactérias aumenta a corrosão dos ímanes Nd-Fe-B. Verificou-se que estes produtos corrosivos têm efeitos citotóxicos nos tecidos. Por conseguinte, devem ser encapsulados antes de serem colocados na cavidade oral. O aço inoxidável e o titânio têm sido os materiais mais utilizados, mas também têm sido utilizados materiais poliméricos. No entanto, o desgaste contínuo destes materiais de revestimento leva à exposição dos ímanes. Gillings verificou que um metal com 0,0015 polegadas de espessura se desgastava ao fim de apenas 6 meses. A corrosão por pite do aço inoxidável também ocorre no ambiente oral. Para ultrapassar estes problemas, foram utilizados outros materiais de revestimento, como o titânio e os nitretos de crómio, para evitar o desgaste. As peças de pólo utilizadas atualmente têm uma espessura de 0,25 mm e têm uma vida útil de, pelo menos, 10 anos antes da perfuração[10,11] . Nos materiais poliméricos, a difusão da humidade e dos iões ataca os ímanes através da interface entre eles. Para evitar este problema, estão atualmente a ser experimentadas técnicas de vedação não permeáveis, como a soldadura a laser. Um desses sistemas, que utiliza a soldadura por laser, é o sistema de campo aberto Dyna dos Países Baixos e o outro é o Steco da Alemanha. Um material recente, que está a ser investigado como um novo candidato para aplicações de ímanes permanentes, é o nitreto de ferro samário. Tem melhor resistência à corrosão do que o Nd- Fe-B.

Vantagens

• As tensões laterais são minimizadas, uma vez que os ímanes deslizam relativamente livremente uns sobre os outros.

• A força de retenção é constante e não se deteriora com o tempo e a utilização

• Há uma redução do trauma nas raízes retidas

• É permitida a liberdade de movimentos laterais

• É um método simples, rápido e económico

• Proporciona-se uma estética superior e uma manutenção mais fácil

• Facilidade de colocação

- Reposicionamento automático
- Retenção constante com muitos ciclos
- Fácil substituição, se necessário
- Pequenas dimensões com fortes forças de atração
- Pode ser colocado dentro da prótese
- Menor necessidade de pilares paralelos
- Pode ser utilizado para próteses suportadas por implantes
- Facilidade de limpeza

Desvantagens da utilização de ímanes

- Baixa resistência à corrosão e custo elevado.
- Efeitos citotóxicos do lixiviado.

5.2.5 Implantes intra-orais

A implantologia é uma das entidades mais antigas da história da medicina dentária. O desenvolvimento da implantologia moderna começou na última metade do século XX. Branemark foi um pioneiro no domínio da implantologia moderna. Com base em investigações científicas, ele e muitos outros investigadores estabeleceram verdades científicas relativamente aos implantes. Vários tipos de implantes que têm sido utilizados:

1. Implantes de mucosas
2. Implantes periosteais
3. Implantes endósteos

a. Abertura da lâmina

b. Desenho de cesto oco

c. Raiz formada - plana e roscada

d. Lados paralelos - planos e roscados

4. Implantes transósseos (implantes de agrafos)

Os implantes da mucosa foram experimentados em pacientes edêntulos e também em pacientes com fenda palatina para retenção. Estes são mais bem designados por inserções mucosas do que por implantes. Foram utilizadas pequenas inserções metálicas em forma de botão de colarinho para retenção, inserindo-as na mucosa alveolar e palatina através de pequenos orifícios nos locais correspondentes. É incómodo para o doente e também causa lesões na mucosa devido à utilização regular.

Os implantes periosteais eram difíceis de fabricar e necessitavam de procedimentos cirúrgicos extensos e repetidos e de procedimentos laboratoriais complicados, o que tornava estes implantes desfavoráveis para o cirurgião e para o doente. O desenho de cesto oco foi eliminado devido ao seu desenho biomecânico desfavorável, que transferia demasiada tensão, levando à reabsorção óssea. Os desenhos de cesto oco também não eram preferidos devido ao facto de necessitarem de uma preparação mais extensa do local dos implantes. Atualmente, apenas são utilizados implantes de raiz formada, cilíndricos, roscados ou não roscados, tanto em locais intra-orais como extra-orais.

Considerações biomecânicas sobre implantes em próteses maxilofaciais

A) Conceção de um implante intra-oral

Uma revisão da literatura mostra que os implantes intra-orais foram concebidos numa vasta gama de diferentes tamanhos, formas e biomateriais. A conceção específica do implante branemark de titânio puro roscado baseia-se em vários princípios fundamentais, incluindo os princípios biomecânicos.

B) Micromoção na interface osso-implante

Para que a osseointegração ocorra, um pré-requisito é que o implante esteja quase imóvel no tecido de cicatrização imediatamente após a colocação. O movimento relativo excessivo ou micromoção de um local de regeneração óssea estimula a reparação. Tendo em conta os efeitos negativos do micromovimento no desenvolvimento da interface, é preferível evitar as condições biomecânicas que predispõem um implante ao micromovimento.

C) Transferência de stress do implante para o osso

Um aspeto crítico que afecta o sucesso ou insucesso de um implante é a forma como as tensões mecânicas são transferidas do implante para o osso. É essencial que nem o implante nem o osso sejam sujeitos a tensões para além da sua capacidade de fadiga a longo prazo. Estes requisitos são cumpridos pelos implantes osseointegrados em virtude da estreita aposição do osso ao implante a nível angstrom. Um implante está osseointegrado quando se permite que o osso cicatrize à sua volta na ausência de carga .[12]

A estreita aposição do titânio e do osso a nível angstrom significa que, sob qualquer carga subsequente, a interface se move como uma unidade sem movimento relativo do osso e do titânio e com a possibilidade de transferir tensão para todas as partes da interface. Um implante osseointegrado sob a forma de um parafuso é capaz de transmitir uma carga axial de tração ou compressão ao osso circundante, principalmente por compressão nas faces inclinadas do parafuso. A rugosidade da superfície de um implante pode também ter um efeito benéfico de bloqueio semelhante ao das roscas dos parafusos a uma escala microscópica. Os efeitos benéficos da rugosidade da superfície só são obtidos se o osso se desenvolver estreitamente nas asperezas da superfície do implante.

D) Distribuição da carga por vários parafusos

Quando a prótese é suportada por vários parafusos, a estrutura combinada resultante forma uma unidade na qual a distribuição de qualquer carga aplicada depende da rigidez relativa dos vários membros envolvidos, bem como da geometria da sua disposição.

E) Impacto da rigidez do implante na distribuição da tensão

Siegele (1982) Mailath et al (1989) demonstraram que os padrões de tensão permanecem essencialmente os mesmos quando as propriedades do material de um implante são alteradas. O implante deve ser tão rígido quanto possível do ponto de vista biomecânico. A rigidez de um implante também pode ser aumentada escolhendo um implante de maior diâmetro. Se o diâmetro for aumentado em 30%, a rigidez do implante será cinco vezes superior e as tensões à volta do colo do implante serão assim reduzidas drasticamente.

F) Impacto da forma do implante na distribuição da tensão:

As condições de tensão em torno de um implante também podem ser melhoradas através da seleção de uma forma de implante adequada. Independentemente da forma do implante, a osteointegração do implante em toda a região óssea, ou seja, tanto no osso esponjoso como no cortical, conduzirá a concentrações de tensão na área cortical durante a carga vertical e horizontal. Quando vistos a partir da extremidade larga, os implantes em lâmina apresentam um padrão de tensão relativamente favorável; quando vistos de frente, apresentam um padrão de tensão extremamente desfavorável, particularmente no que respeita às forças horizontais. Uma vez que a transferência de forças para o osso deve ser tão uniforme quanto possível, os implantes que apresentam uma simetria racional podem ser considerados mais favoráveis do ponto de vista biomecânico .[13]

G) Impacto da superfície do implante na distribuição do stress

O afrouxamento osteolítico de um implante pode muito bem resultar da seleção de uma forma de implante biomecanicamente desfavorável. Uma vez que os implantes endósseos não têm uma ligação natural ao osso, esta falta de função periodontal deve ser compensada através da minimização da pressão específica da superfície. Isto significa que a superfície do implante utilizada para a transferência de força deve ser tão grande quanto possível.

Para minimizar as forças de compressão, a superfície do implante pode ser alargada através da aplicação de roscas ou através de um revestimento por pulverização de chama de plasma ou do desbaste da superfície. Também se pode conseguir um aumento acentuado da superfície do implante através de ataque ácido.

H) Medição clínica da estabilidade dos implantes e da osteointegração

Os métodos clínicos atualmente disponíveis para medir a estabilidade e a osteointegração dos implantes são simples e bastante subjectivos. A prática de bater num implante com uma pega de espelho para obter um som de toque não é muito diferente da de um engenheiro ferroviário que bate numa roda para obter uma fenda. Este teste é altamente subjetivo e provavelmente diz mais sobre o implante do que sobre a interface. Friberg et al. descreveram a aplicação de forças de corte de rosca medidas durante o batimento num local de implante antes da colocação do implante para determinar a qualidade do osso. Os resultados mostraram claramente uma relação entre a resistência ao corte e a densidade óssea, tendo sido proposto que este método pode ser utilizado para medir a qualidade óssea no momento da colocação do implante e, assim, prever o período de cicatrização. A Siemens AG, Bensheim, Alemanha, introduziu o periotest, um instrumento eletrónico que permite medir quantitativamente a mobilidade dentária. É composto por uma peça de mão que contém uma bala metálica que é acelerada em direção a um dente por um eletroíman. A duração do contacto da bala com o dente é medida por um acelerómetro. O software do instrumento foi concebido para relacionar o tempo de contacto em função da mobilidade do dente. O resultado é apresentado digitalmente e de forma audível numa escala de - 8 (baixa mobilidade) a 50 (alta mobilidade). Elias et al investigaram a utilização de outro método de tipo de impacto, em que um pequeno martelo montado como um pêndulo suspenso numa estrutura, proporcionou um impacto lateral controlado a um implante in vitro. Meredith et al. descreveram um método de teste não invasivo para medir a estabilidade dos implantes. A técnica elimina os problemas associados a uma sonda manual, ligando um pequeno transdutor diretamente a um implante ou pilar. O transdutor é excitado com um pequeno sinal elétrico e a resposta é medida. Esta técnica monitoriza vários parâmetros, incluindo a qualidade do osso no momento da colocação do implante e as alterações na rigidez na interface do tecido do implante atribuíveis à formação óssea durante a cicatrização. Verifica-se uma diminuição da frequência de ressonância e um aumento do amortecimento se um implante não conseguir integrar-se devido à formação de tecido fibroso na interface .[14]

Pacientes edêntulos com defeito de maxillectomia parcial:

A colocação de implantes osseointegrados pode ter um efeito dramático na função da prótese em pacientes maxillectomizados edêntulos. O implante proporciona retenção, estabilidade e apoio. A mastigação, a fala e a deglutição tornam-se mais eficientes.

• **Local do implante**

O número de implantes e a sua localização são determinados pela natureza do defeito e pelos locais ósseos disponíveis. A localização mais ideal para os implantes na maioria dos pacientes edêntulos com maxilectomia total continua a ser a pré-maxila residual. Este local é preferido porque o segmento maxilar anterior é oposto à posição mais retentiva do defeito localizado ao longo da parede lateral posterior. Além disso, na maioria dos pacientes, é possível encontrar um volume e uma densidade óssea satisfatórios na pré-maxila. O local da tuberosidade maxilar é considerado apenas quando não existe osso suficiente na pré-maxila residual. Uma vez que o osso não é muito denso na tuberosidade, a interface osso-implante que se desenvolve pode não assegurar um resultado previsível, como evidenciado pelas elevadas taxas de insucesso em vários estudos.

Por conseguinte, alguns clínicos recomendaram a colocação de implantes mais compridos e inclinados mesialmente nas placas pterigóides. O processo alveolar posterior edêntulo pode servir como local alternativo para a colocação de implantes se houver pelo menos 10 mm de osso disponível sob o seio maxilar. Se o osso for insuficiente, é efectuada uma elevação do seio maxilar. Os elementos residuais do zigoma também têm sido utilizados como locais de implante. No entanto, existem desvantagens importantes a ter em conta. Em primeiro lugar, os implantes ficarão localizados no alto do defeito, tornando a manutenção da higiene muito difícil para o doente. Em segundo lugar, uma vez que os implantes são geralmente posicionados paralelamente ao plano de oclusão, não podem ser colocados de forma agressiva. Devem ser utilizados apenas para retenção e as forças de torção devem ser minimizadas .[15]

- **Procedimento clínico**

Os procedimentos protéticos são semelhantes aos utilizados para os pacientes mais convencionais. Os implantes são mantidos enterrados sob a mucosa durante 6-8 meses. Na segunda fase da cirurgia, deve tentar-se estabelecer uma zona de mucosa queratinizada aderente à volta dos implantes. O mucoperiósteo deve ser desbastado para que o sulco peri-implantar seja inferior a 5 mm. Se os implantes saírem através de tecido móvel não queratinizado, este tem de ser substituído por mucosa queratinizada aderente. O enxerto palatino livre é uma excelente fonte de tecido queratinizado.

O comprimento dos cilindros do pilar deve ser selecionado de modo a que os pilares se projectem 1-2 mm acima do tecido peri-implantar. Se ficarem mais salientes, será difícil colocar elementos de retenção e dentes de prótese. Após a ligação do pilar, são colocadas tampas de cicatrização em plástico.

Ajudam na manutenção da higiene e promovem a cicatrização. A cicatrização deve estar concluída em 2-3 semanas. Após a epitelização, a higiene oral é facilitada com cloro-hexidina.

Em muitos pacientes, o espaço interoclusal insuficiente pode impedir a utilização de cilindros de pilar convencionais. Nestes doentes, os pilares de cicatrização podem ser fixados e a barra de retenção fabricada utilizando a técnica de pilar UCLA. Após a cicatrização completa do tecido peri-implantar, inicia-se o fabrico da prótese definitiva.

- **Desenho da barra de retenção**

Na maioria dos casos, os implantes são unidos com uma barra rígida, ajustada com precisão, com elementos de retenção ligados a ela. Idealmente, os elementos de retenção devem ser concebidos para direcionar as forças oclusais ao longo do eixo longo das estruturas do implante. Não devem ser o único meio de retenção, estabilidade e suporte para a prótese, mas devem ser utilizados juntamente com os factores de reforço associados ao defeito e às estruturas normais remanescentes. Os implantes são colocados em regiões de cúspide e a barra de retenção está disposta de forma a ficar perpendicular à linha média e paralela ao plano oclusal. Quando a carga oclusal é aplicada posteriormente, a prótese é comprimida nas superfícies de suporte da prótese e os clipes de retenção permitem que a prótese rode livremente à volta da barra. Este desenho permite que a maioria das forças oclusais sejam direcionadas ao longo do eixo longo dos implantes. Este desenho é possível quando o palato duro está intacto.

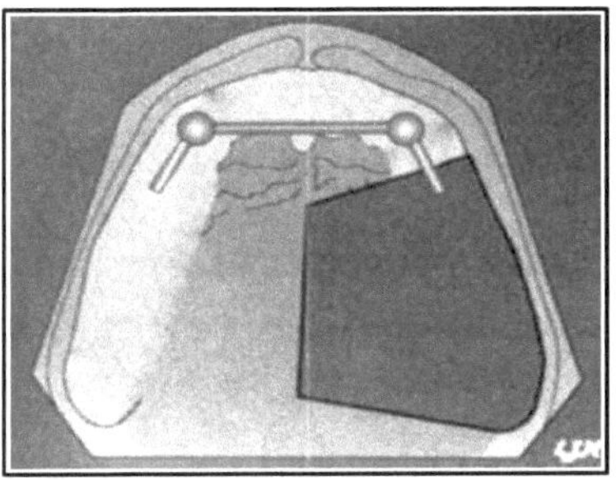

Fig. 10 Desenho da barra de retenção para implantes retidos Imagem de cortesia Fig. 10 Akarshan Dayal, Gupta Vardhman. Maxillofacial prosthetics part - II: Materials and technology. a review of past, present and future trends. Int. J Adv. Res 2020;8(04):915-925.

Davis et al, nos anais do 1st International Congress on Maxillofacial Prosthetics, desenvolveram um modelo foto-elástico para determinar o melhor desenho de fixação da barra de retenção em que os implantes foram colocados na pré-maxila residual após maxillectomia total.

Foram testadas várias concepções

- Os implantes suportam uma barra com clips de hader colocados na mesial do implante anterior e na distal do implante posterior.
- Implantes - Barra, ERA e apoios oclusais entre cada um dos implantes.
- Barras suportadas por implantes com fixação OSO colocada entre os implantes
- 3 implantes - Barra ERA mesial à anterior e um clipe de hader distal ao implante posterior.
- 3 barras de implante com um acessório OSO colocado nos implantes anterior e posterior.

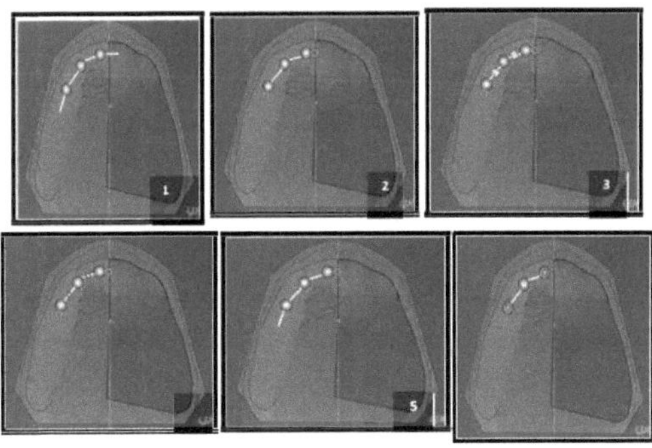

Fig. 11: Vários modelos de barras de retenção testados por Davis

As conclusões mais pertinentes do estudo são as seguintes:

• As cargas anteriores causaram tensões mais elevadas e mais concentradas à volta dos implantes anteriores e mediais, em comparação com as cargas posteriores, uma vez que mais cargas posteriores são parcialmente suportadas pela superfície de suporte da prótese edêntula residual.

• A adição de apoios oclusais nas barras entre os implantes aumentou a estabilidade da prótese e aliviou as tensões à volta do implante posterior quando foi aplicada uma força posterior.

• A fixação do tipo anel "O" resultou na distribuição de tensões mais favorável, em comparação com a conceção barra-clipe ou barra-ERA, no entanto, as concepções de anel "O" não foram tão retentivas como os outros sistemas de fixação testados.

Davis concluiu que a seleção da fixação adequada e o desenho da barra é um compromisso entre a retenção e a necessidade de distribuição do stress e manutenção do osso à volta dos implantes.

Beumer e Curtis, com base na sua experiência clínica e no trabalho de Davis, propuseram a utilização de um encaixe ERA, juntamente com apoios oclusais, como desenho preferido para três implantes. Fixações ERA mesial ao implante anterior e distal ao implante posterior e dois apoios oclusais entre cada implante. Aqui, os apoios oclusais actuam como fulcro de rotação e poupam os encaixes, evitando o seu desgaste .[16]

Se toda a pré-maxila permanecer, o número de implantes, a sua distribuição e o desenho da barra de retenção seguem um princípio protético mais convencional. Podem ser colocados dois implantes em dois pontos de cúspide. A barra de Hader pode ser utilizada para retenção. Se forem colocados seis implantes com um afastamento ântero-posterior superior a 2 cm, podem suportar totalmente as forças oclusais.

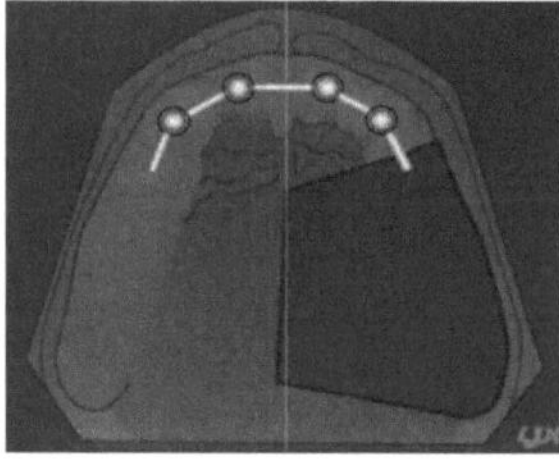

Fig. 12 Desenho convencional na presença de pré-maxila

Os defeitos maxilares, em que apenas uma ou ambas as tuberosidades maxilares permanecem, são particularmente difíceis de restaurar. Os implantes são úteis para reter estas restaurações, mas não devem ser utilizados para fornecer apoio ou como meio primário de estabilidade. Os encaixes do tipo "O" ring são preferidos porque permitem que a prótese rode em várias direcções quando é aplicada uma carga oclusal ou quando a prótese cai devido à gravidade. Nestes casos, para além da tuberosidade, são também utilizados outros locais possíveis para distribuir as forças de forma mais favorável, por exemplo, o osso zigomático residual.

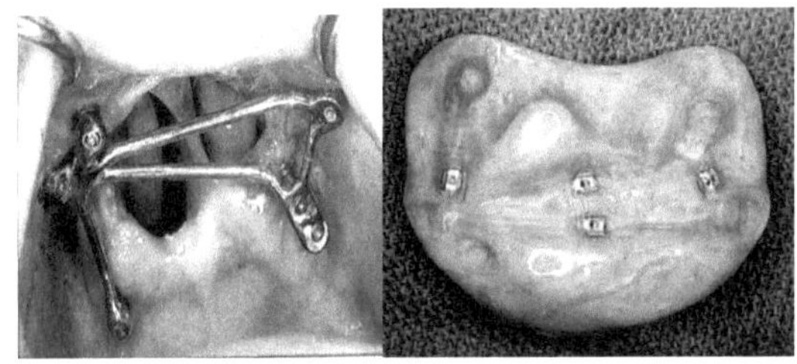

Fig.13 Implantes colocados na tuberosidade e implantes adicionais no zigoma residual para um suporte adequado
Fig. 11-13 Akarshan Dayal, Gupta Vardhman. Maxillofacial prosthetics part - II: Materials and technology. a review of past, present and future trends. Int. J Adv. Res 2020;8(04):915-925.

Implantes em defeitos adquiridos da mandíbula

A descontinuidade mandibular subsequente à cirurgia ablativa do tumor é gerida eficazmente através da reconstrução imediata ou tardia para restabelecer a continuidade. Em alguns casos, esta reconstrução não pode ser efectuada devido a situações desfavoráveis. Assim, pode haver duas condições, uma com defeito de descontinuidade mandibular e outra com continuidade mandibular mantida ou restabelecida.

Implantes no defeito de descontinuidade mandibular

Os implantes na mandíbula são maioritariamente indicados para pacientes edêntulos. As próteses completas indicadas para estes pacientes têm como principal objetivo a estética. Melhoram o contorno dos lábios e das bochechas e substituem os dentes em falta. Poucos destes doentes com defeitos de descontinuidade lateral da mandíbula têm a capacidade de atingir níveis pré-cirúrgicos de eficiência mastigatória. Só com próteses de sobreposição suportadas e retidas por implantes é que o doente tem a esperança de uma mastigação eficiente. Enquanto restar apenas metade ou dois terços da arcada mandibular, a estabilidade, o suporte e a retenção da prótese mandibular ficam comprometidos. A retenção no verdadeiro sentido não é possível. Estabilizar a prótese continua a ser o primeiro objetivo.

A redução da saliva e a natureza mucinosa espessa da saliva que permanece após níveis terapêuticos de radiação prejudicam a retenção e comprometem a lubrificação da interface dentadura-mucosa. A trajetória angular de encerramento induz forças laterais sobre as próteses, que tendem a deslocá-las. O comprometimento do controlo motor e/ou sensorial da língua, do lábio e da bochecha prejudica a capacidade do paciente para controlar a prótese durante a função. O controlo neuromuscular integrado está ausente ou comprometido em pacientes com defeitos de descontinuidade mandibular. Estes pacientes teriam de estabilizar e reter as suas próteses completas de ressecção com a língua, enquanto utilizam a língua para manipular o bolo alimentar, o que está para além da capacidade de quase todos os pacientes. Os implantes osteointegrados permitem o fabrico de próteses overlay bem retidas e estáveis. O suporte é derivado das superfícies de suporte da prótese residual e a retenção e estabilidade proporcionadas pelos implantes são mais do que suficientes para permitir uma mastigação eficaz. Os doentes com um volume e mobilidade razoáveis da língua e com inervações motoras e sensoriais intactas em, pelo menos, um dos lados, beneficiarão mais da prótese overlay retida por implantes. A língua já não é necessária para controlar a prótese, pelo que pode agora ser utilizada apenas para manipular o bolo alimentar. Por conseguinte, a chave para a reabilitação é o estado da função da língua após a ressecção do tumor. Os doentes com uma função da língua deficiente terão pouco a ganhar com os implantes, enquanto os doentes com uma função da língua razoável registam melhorias significativas. Neste caso, um critério de prognóstico útil é a inteligibilidade da fala do doente. Embora o prognóstico de melhoria da mastigação seja reservado, existem outros benefícios a obter com uma prótese bem retida, tais como a estética, a restauração da competência oral, etc. Em pacientes com ressecção da mandíbula, se forem colocados implantes, deve ser considerada a colocação de implantes no maxilar edêntulo oposto. As cargas oclusais unilaterais e o aumento das forças laterais tendem a deslocar a prótese completa convencional. Dois implantes colocados na posição de cúspide proporcionarão a retenção e estabilidade necessárias.

- **Local e número do implante:**

A única região disponível é a região sinfisária. Devem ser colocados, no mínimo, dois implantes, não só para retenção, mas também para melhor estabilidade, uma vez que o envolvimento unilateral do movimento e da mastigação compromete a estabilidade da prótese. Recomenda-se o fabrico de próteses de prova e de modelos cirúrgicos. Se forem colocados apenas dois implantes, estes devem estar separados por 15 mm (no mínimo) para acomodar o aparelho da barra de retenção. Devem ser colocados perpendicularmente ao plano oclusal e, se possível, dentro da zona da gengiva residual aderida. A barra (barra tipo pastor) deve ser concebida de forma a ficar paralela ao eixo de rotação da prótese quando são aplicadas forças oclusais no lado normal. Se estiver disponível um terceiro implante, pode ser adicionado um acessório ERA. Neste desenho, quando é aplicada uma força oclusal, a prótese roda à volta da barra. O encaixe ERA permite esta rotação para que as forças de torção sejam minimizadas e a retenção e estabilidade melhoradas. Se o espaço permitir, é colocado um encaixe de anel em "O" sobre o implante na direção do lado do defeito através da barra.

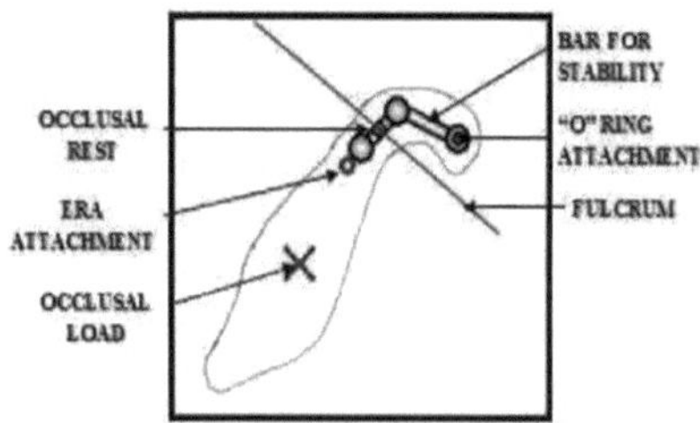

Fig. 14. Desenho da barra de retenção com dois implantes num defeito de descontinuidade mandibular

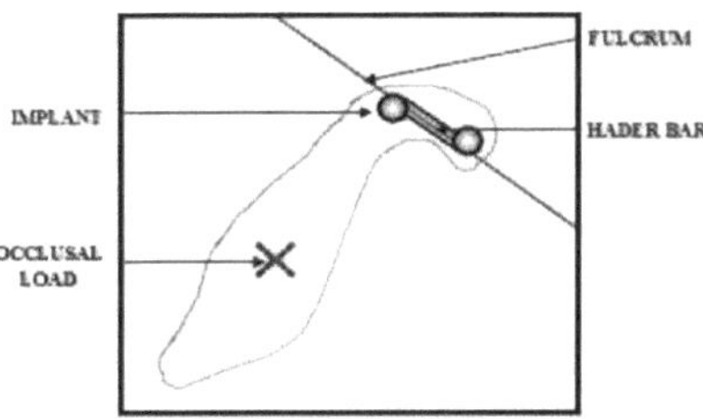

Fig. 15: Desenho da barra de retenção com três implantes

Fimplantes em defeitos com continuidade mandibular mantida ou restabelecida:

Os pacientes com tais defeitos serão edêntulos. O defeito devido à mandibulectomia marginal pode ser tratado com uma prótese removível convencional. Uma prótese amovível é melhor porque ajudará a preencher o volume de tecidos perdido. No caso de se planear uma prótese fixa ou removível suportada por implantes, deve ter-se em consideração a qualidade e a quantidade de osso disponível. A cobertura dos tecidos moles sobrejacentes é outro fator importante. É sempre preferível um enxerto de pele de espessura parcial, porque é fino e está firmemente ligado ao osso subjacente. O tecido mucoso móvel irá complicar a manutenção da higiene e da saúde em redor do implante. Uma mandíbula reconstruída terá tecido mole e osso enxertados. Os implantes endósseos neste osso enxertado permitirão a colocação de uma prótese dentária que não crie forças de compressão prejudiciais nos enxertos. A carga interna do enxerto ósseo resulta na preservação do osso, uma situação que de outra forma não ocorreria se houvesse uma carga mucosa sobre o osso.

Defeito anterior

Nestes casos, os doentes podem mastigar quase normalmente. A maioria deles possui uma boa função da língua, mas a falta de apoio anterior impede uma incisão ou mastigação efectiva sem implantes. Os implantes fornecem o apoio mais necessário do que a retenção e a estabilidade. Os doentes que foram submetidos a uma ressecção marginal da mandíbula, com pelo menos 10 mm de osso vertical presente, são considerados para implantes. É necessário um volume de osso semelhante para a mandíbula enxertada. Nos casos de ressecção marginal, a elevada densidade óssea na mandíbula anterior conduz a uma taxa de sucesso que pode atingir os 95%.

Os implantes em enxerto ósseo livre também produzem uma elevada taxa de sucesso, uma vez que apresentam um padrão de calcificação homogéneo que resulta numa excelente interface osso-implante. O enxerto ósseo associado a retalhos livres, particularmente o perónio, apresenta osso cortical proeminente e pouca estrutura calcificada na medula. Assim, quando as placas corticais estão corretamente encaixadas, proporcionam uma excelente estabilização para o implante.

Nas reconstruções com enxertos, o maior desafio é criar um tecido fino, aderente e queratinizado à volta do implante. Durante a ressecção marginal, existe sempre um défice de tecidos se a ferida for fechada primariamente. É sempre necessário um enxerto de pele ou de mucosa palatina.

Em contraste, o defeito restaurado com enxertos ósseos livres geralmente apresenta um excesso de tecido mole sobre o enxerto. Na maioria dos pacientes, um retalho mucocutâneo é usado para substituir o tecido mole removido durante a excisão do tumor. O enxerto ósseo autógeno livre é normalmente colocado numa data posterior e é posicionado dentro dos tecidos do retalho mucocutâneo. Os implantes são colocados 6-9 meses mais tarde. Por vezes, o revestimento de tecido mole tem uma espessura de 10-15 mm. Idealmente, não deve ter mais de 3-4 mm. O tecido do retalho é cuidadosamente desbastado e fixado ao periósteo. A prótese de sobreposição amovível é preferida para restaurar estes defeitos. A prótese de sobreposição amovível é preferida para restaurar estes defeitos, pois oferece a vantagem de um melhor excesso para manutenção. Se a zona óssea for suficiente para implantes longos (13 mm ou mais), são necessários apenas dois implantes para restaurar o defeito. Se forem utilizados implantes mais curtos (10 mm ou menos) e/ou com dentição posterior comprometida, são necessários quatro ou mais implantes. Se o espaço edêntulo se estender na região molar, são necessários, no mínimo, quatro a cinco implantes com uma distância antero-posterior de, pelo menos, 1 cm. No caso de uma restauração fixa, os implantes devem ser colocados por baixo dos dentes específicos a restaurar. Os canais de acesso aos parafusos devem existir através da área do cíngulo dos dentes anteriores e da fossa central dos dentes posteriores. Se for planeada uma prótese de sobreposição removível, apenas a posição vestibular e as angulações são importantes. Os implantes devem ser colocados de modo a que os pilares e o aparelho de retenção se ajustem aos limites da prótese, permitindo a colocação correta dos dentes da prótese. A moldagem dos bordos é necessária na fase de impressão para uma prótese excessiva

Defeito lateral

Os defeitos laterais são reconstruídos com retalho livre do perónio ou enxerto ósseo livre. Os implantes osseointegrados melhoram efetivamente a retenção e a estabilidade, mas o principal benefício é o apoio. No entanto, a lógica está em causa. Nos casos em que a dissecção lateral da língua com a ressecção do pavimento da boca é feita, o fornecimento motor e sensorial desse lado fica comprometido para controlar os alimentos para uma mastigação eficaz. Assim, nestes casos, as próteses parciais removíveis convencionais são suficientes para suportar o lábio e a bochecha para fins estéticos, evitar a supra-erupção dos dentes opostos, melhorar a fala, etc. De outra forma, a mastigação não é possível de forma alguma. Mas quando a função da língua está próxima do normal, a colocação de implantes melhora definitivamente a capacidade mastigatória do paciente. Cortesia da imagem: Fig. 13, 14, 15 e 16 de Secil Karakoca, Cemal Aydin, Handan Yilmaz e Bilge Turhan Bal. Estudo retrospetivo dos resultados do tratamento com próteses extra-orais implanto-retidas: Taxas de sobrevivência e complicações protéticas. J Prosthet Dent 2010; 103:118-126 Fig. 17 e 18 por Tetsu Takahashi, Masayuki Fukuda, Katsuyuki Funaki, Kiyoshi Tanaka. Prótese facial retida por íman combinada com um obturador maxilar edêntulo suportado por implante: Relato de um caso. Int J Oral Maxillofac Implants 2006;21:805-807.

5.3 RETENÇÃO EXTRA-ORAL

A retenção anatómica para uma prótese extra-oral é difícil de obter devido à falta de rebaixos disponíveis. O único fator favorável neste tipo de ancoragem é o facto de a prótese extra-oral restaurar normalmente uma estrutura em torno de uma abertura anatómica, como a cavidade nasal, a cavidade orbital ou o meato auditivo externo, que pode ser utilizada para a retenção.

5.3.1 Retentores Diretos Extracoronais

1. Fecho circunferencial fundido

O fecho circunferencial fundido ou fecho Akers é um dos fechos mais frequentemente utilizados devido à sua fiabilidade, facilidade de fabrico e adaptabilidade. É particularmente indicado em situações em que a prótese será totalmente suportada por dentes e não serão encontradas alavancas de inclinação em espaços de modificação ou no lado da arcada oposto a um espaço edêntulo unilateral. Deve ser evitado em pilares adjacentes a uma sela de extremidade livre. O fecho circunferencial fundido é provavelmente o desenho de fecho mais usado em todas as próteses parciais removíveis definitivas e também em próteses obturadoras (Gordon E. King 1983).

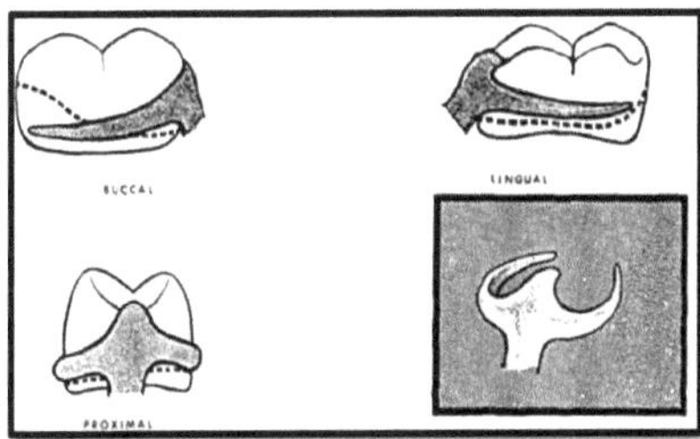

Fig 16 Caraterísticas básicas dos fechos circunferenciais fundidos

Foto gentilmente cedida: Fig. 14 a 16 por Satyabodh S. Guttal, Narendra P. Patil, Srinath Thakur, Sunil Kumar M.V., Sudhindra S. Kulkarni. Prótese nasal retida por implante para um paciente após rinectomia parcial: Um Relatório Clínico. Journal of Prosthodontics 18 (2009) 353-358.

O fecho circunferencial fundido é um fecho suprabulge e, portanto, não é tão retentivo quanto um fecho em barra do mesmo comprimento e no mesmo rebaixo. No entanto, o fecho circunferencial oferece mais contenção, devido ao seu contacto longo e íntimo com as superfícies facial e lingual de um dente pilar. Se a retenção lingual for possível, é utilizada juntamente com a retenção vestibular. Se a retenção lingual não estiver disponível, então uma placa lingual completa irá melhorar a retenção maximizando o bracing e fornecendo alguma retenção indireta. Se não faltarem dentes na arcada dentária restante, devem ser utilizados grampos de embrasure entre os dentes terminais. Quando um fecho de embrasure é usado, o fecho circunferencial fundido é preferido porque é mais curto, menos uma armadilha de comida e menos provável de fraturar do que um fecho de barra que sai de um embrasure facial oclusal. Se estiverem disponíveis espaços de modificação na arcada dentária restante, pode ser considerado todo o espetro de possibilidades de retenção. As caraterísticas de contraventamento do fecho circunferencial fundido tornam-no particularmente vantajoso para uso em dentes posteriores, ou pelo menos como braço lingual de um desenho de fecho. O mesmo resultado é obtido com a utilização da placa lingual. A maior causa de insucesso dos fechos circunferenciais fundidos é a quebra de fechos e conectores menores. Se for planeado um fecho embrasure, deve haver espaço suficiente para o metal passar através dos embrasures oclusal-bucal e lingual. A escolha entre um fecho circunferencial fundido e um fecho de barra para obter retenção lingual requer um julgamento clínico. Embora a barra I seja mais retentiva, carece de contraventamento e geralmente não é tão bem tolerada a partir do primeiro molar anteriormente.

2. Fecho circunferencial combinado

Geralmente, os fechos de arame forjado são utilizados para próteses obturadoras cirúrgicas e provisórias. No entanto, também são utilizados eficazmente em obturadores definitivos. Esta forma de fecho é uma adaptação da primeira forma de fecho descrita e substitui o fecho fundido por um arame forjado com contornos no lado de retenção.

Devido à maior capacidade de flexão deste fecho em qualquer direção, é mais provável que as alavancas de inclinação sejam dissipadas sem que sejam dirigidas forças adversas para o dente pilar. Este fecho é um pouco mais complicado para o técnico fabricar e é ligeiramente mais suscetível à distorção pelo paciente e mais provável de fraturar após uso repetido. O efeito "outrigger" de um obturador com a resultante alavancagem contra os dentes de suporte torna imperativo que seja providenciada uma reciprocidade adequada para cada dente que é apertado. Os grampos de arame são utilizados para próteses obturadoras cirúrgicas e provisórias porque podem ser facilmente adaptados aos dentes e incorporados em todas as próteses de resina acrílica. Também são utilizados em obturadores definitivos quando não é indicada uma estrutura de gesso, ou podem ser incorporados no desenho do obturador com uma estrutura de gesso ou utilizados como um fecho de reparação ou "adicional".

A sua flexibilidade permite uma colocação fácil em rebaixos de profundidade variável com contacto pontual ou de área, dependendo do grau de retenção e contraventamento pretendido. Pode ser necessário um certo grau de folga, que variará de acordo com as trajectórias divergentes de inserção ou "manobras" necessárias para assentar a prótese.

O afrouxamento do fecho pode resultar na perda de reciprocidade quando a base do obturador não é mantida contra o dente pilar e pode tornar-se um problema se o fecho perder a sua adaptação ou "abrir". A necessidade de uma retenção pura é muitas vezes menor do que a necessidade de uma maior estabilidade. O fecho de arame não precisa de ser colocado em rebaixos profundos para ser eficaz. O efeito de contraventamento é igualmente importante. O contraventamento reduz o movimento da prótese no plano horizontal e a maior flexibilidade de um grampo de arame longo permite uma ação de quebra de tensão que reduz o torque no dente pilar.

3. Combinação circunferencial fundida com barra em T ou fecho Roach-Akers

Este fecho proporciona uma abordagem cervical à superfície do dente e oferece a oportunidade de tirar partido de um rebaixo distobucal ou distolabial existente. É indicado em situações de extensão distal unilateral ou bilateral.

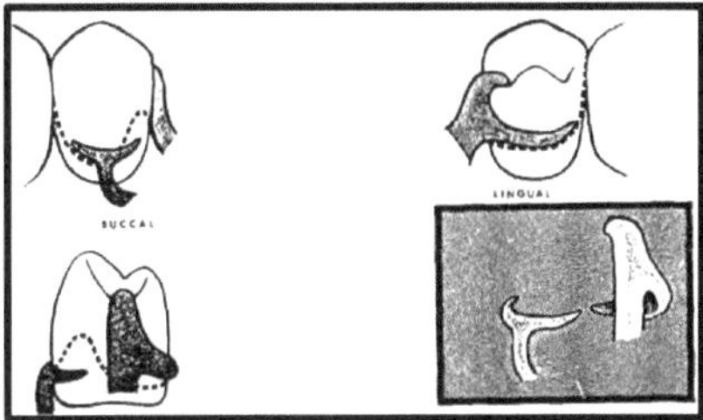

Fig. 17

4. Argola ou fecho em forma de anel

Esta forma de fecho também utiliza um rebaixo adjacente à área edêntula, mas alcança-a circunavegando o dente. É especialmente aplicável para uso em pilares de molares solitários distal ao espaço edêntulo que estão inclinados ou inclinados a um grau exorbitante. Existem outras formas de fecho e modificações que se prestam a determinadas situações. Contudo, os ilustrados podem servir adequadamente como um armamentário bastante completo para o dentista restaurador.

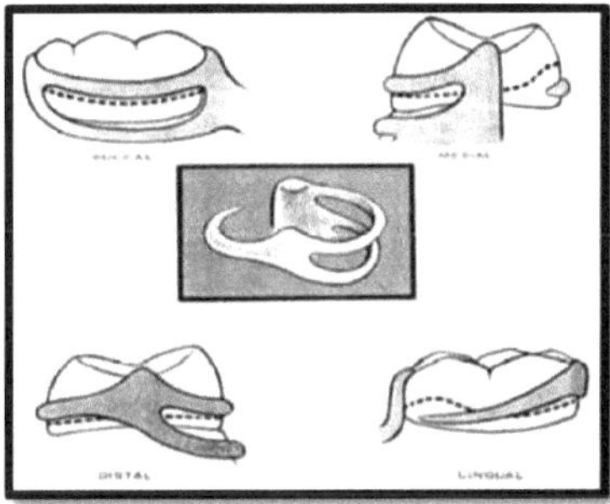

Fig. 18

Imagens de cortesia: Fig. 17 e 18 de Suresh Kumar, G.Rajtilak, V.Rajasekhar, Muthu Kumar. Prótese nasal para um doente com xeroderma pigmentoso. Jornal de farmácia e ciências bioalimentares. julho de 2013;5(2)

5.3.2 Retenção mecânica extra-oral

O avanço mais significativo nas próteses craniofaciais ao longo das últimas décadas tem sido a aplicação da osteointegração para resolver o problema da retenção de próteses extra-orais. O conceito de osseointegração foi introduzido por Branemark e descreve o fenómeno em que um implante ou acessório de titânio comercialmente puro é cirurgicamente colocado no osso e, após um período de cicatrização, forma-se uma ligação estável capaz de suportar uma prótese na interface implante-osso. O conceito de osseointegração foi aplicado clinicamente pela primeira vez na mandíbula humana edêntula em 1965 para restaurar dentes perdidos. Em 1979, Tjellstrom aplicou os mesmos princípios de osseointegração na região da mastoide para reter uma prótese auricular. Desde essa altura, estudos a longo prazo na Suécia, Canadá e Estados Unidos demonstraram o sucesso da aplicação de dispositivos craniofaciais osseointegrados na retenção de próteses para o ouvido, órbita, nariz e face média, tanto em situações irradiadas como não irradiadas. Os estudos não demonstraram complicações importantes, tais como infeção, deiscência da ferida ou osteorradionecrose associada à retenção mecânica ou adesiva. Estes métodos incluíram o encaixe de rebaixos anatómicos naturais ou criados cirurgicamente, a fixação a armações de óculos ou aparelhos auditivos e a utilização de fitas para a cabeça, fitas adesivas de dupla face ou adesivos médicos aplicados à prótese. Os adesivos têm sido o método mais utilizado, mas são difíceis de aplicar pelo doente e provocam frequentemente irritação dos tecidos. Os adesivos também têm de ser continuamente reaplicados para dar ao doente a sensação de confiança de que a prótese está segura e não cairá inesperadamente. As próteses nasais têm sido retidas através de adesivos, óculos, através do encaixe de cortes inferiores de tecido dentro do defeito e, mais recentemente, com implantes osseointegrados. Embora com menos sucesso na região nasal do que noutros ossos da região craniofacial, a osseointegração continua a ser o método mais fiável de retenção de uma prótese nasal. Vários outros métodos utilizados para reter uma prótese maxilofacial extra-oral, para além dos implantes, são os óculos, as tiras elásticas, os botões, os clipes, os adesivos e os ímanes.

5.3.3 Retenção de óculos

É o direito inato de cada ser humano parecer socialmente aceitável. Como protésico, é nosso dever aplicar os nossos conhecimentos na prática e fabricar a prótese de forma aceitável para satisfazer os requisitos fisiológicos, anatómicos, funcionais e estéticos do paciente. Desta forma, podemos ajudar o paciente a curar-se médica e emocionalmente o mais rapidamente possível.

O procedimento cirúrgico ablativo acarreta grandes encargos financeiros e, por conseguinte, o doente pode procurar um tratamento protético que seja económico. Por conseguinte, a seleção de um material protético maxilofacial razoável e de uma ajuda de retenção economicamente viável deve ser o objetivo da reabilitação destes doentes.

Não há dúvida de que a reparação cirúrgica plástica após a perda extensa de tecido facial é muito superior a um aparelho protético na maioria dos casos. Infelizmente, no entanto, existem muitas vezes limitações sérias à reparação autoplástica e, em muitos casos, é desejável uma prótese enquanto se aguarda a restauração cirúrgica plástica. A estética aceitável na restauração de um defeito facial proeminente, como uma orelha malformada, é uma tarefa desafiante para o protésico maxilofacial. Uma prótese auricular retida por óculos tem muitas vantagens potenciais em comparação com as outras modalidades de tratamento. São fáceis de fabricar e requerem menos tempo de cadeira. A montagem é económica, fácil de manter pelo paciente e de reparar pelo operador quando necessário. É o auxiliar de retenção mais comum que pode ser utilizado eficazmente em doentes que não estão dispostos a qualquer procedimento cirúrgico[17] . Embora o implante osseointegrado possa proporcionar a retenção de prótese mais fiável, as despesas adicionais, as cirurgias, o osso inadequado e a radiação prévia na área podem contraindicar este tipo de tratamento .[18]

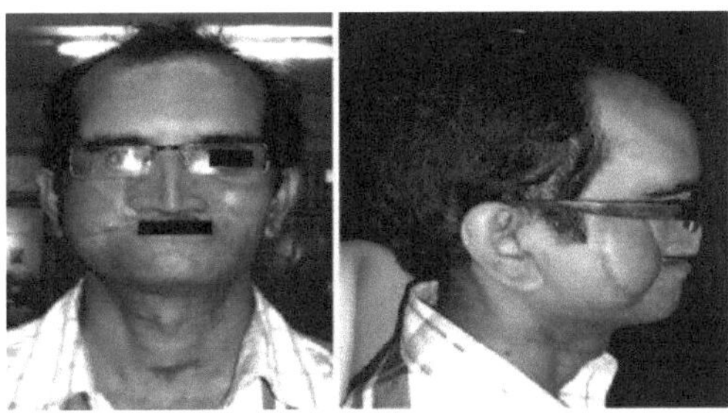

Fig. 19 Reabilitação protética de um defeito facial médio resultante de um carcinoma de células escamosas. Prótese de silicone retida com óculos.

Foto cedida por cortesia: Guttal, Satyabodh & Vohra, Paras & Krishnapillai, Dr Lekha & Nadiger, Ramesh. (2010). Reabilitação protética provisória de um paciente após rinectomia parcial: Um relatório clínico. Jornal Europeu de Medicina Dentária. 2010. 482-6. 10.1055/s-0039-1697869.

A retenção mecânica obtida por cortes anatómicos é a mais vantajosa. No entanto, a presença de humidade, de tecidos moles móveis ou a falta de suporte de tecido estável afecta a retenção. Assim, são utilizados óculos para aumentar a retenção adesiva e para obter uma aparência realista. Este modo de retenção não só restaura a aparência estética do doente, como também o deixa mais confortável e confiante para retomar as actividades diárias. Nas situações em que não existem cortes anatómicos no defeito, uma armação de óculos torna-se a única alternativa para reter a prótese orbital de silicone. Como a prótese de silicone não adere diretamente aos óculos, pode ser fabricado um calço de acrílico, que não só forma uma base estável para a prótese orbital, como também ajuda na fixação do olho artificial de silicone aos óculos[20]

As imagens seguintes ilustram a prótese nasal retida com a ajuda de óculos. A parte superior da prótese nasal foi fixada nas almofadas nasais dos óculos. A Fig. 20b, ilustra a prótese em uso .[19]

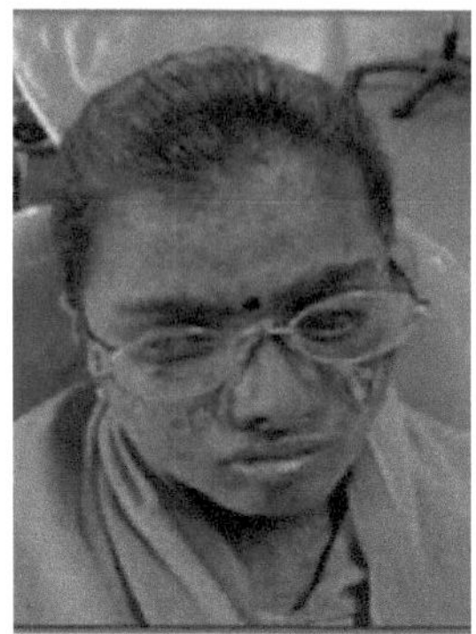

Fig. 20(a)

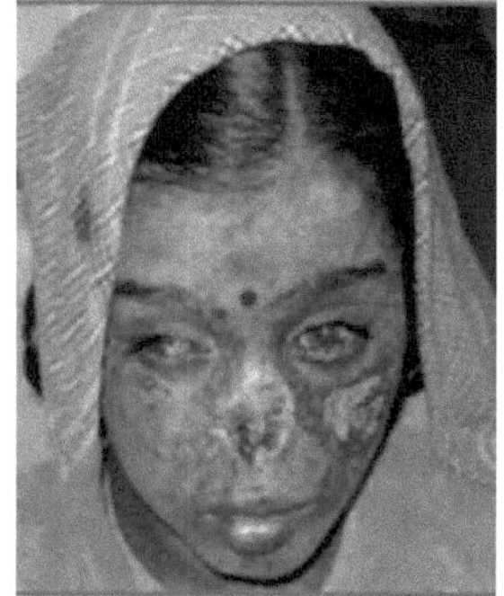

Fig.20(b)

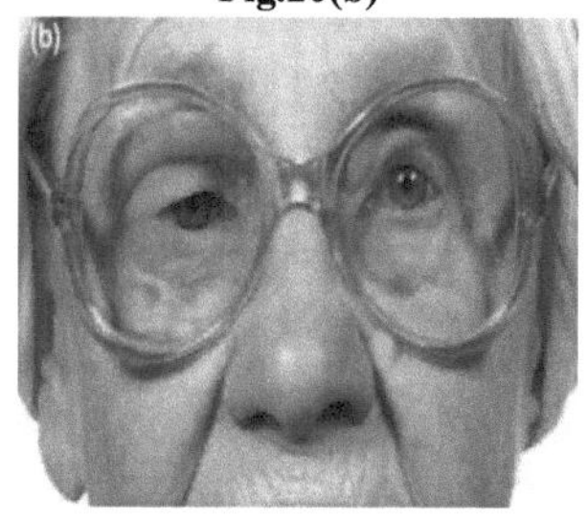

Fig.21(a)

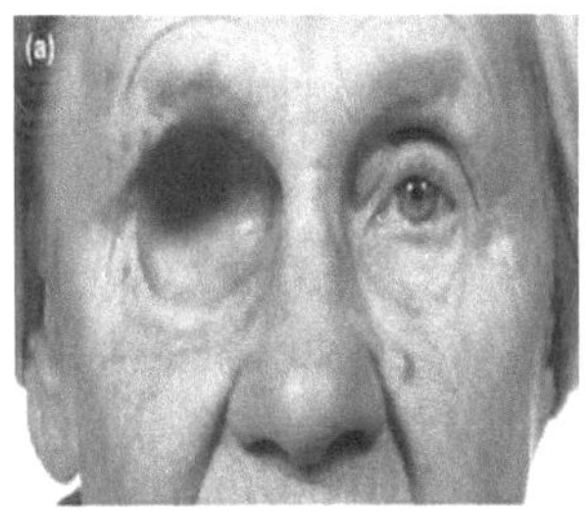

Fig.21(b)

Foto cortesia: Goel S, Singh SV, Singh N, Arya D, Chand P. Prótese óculo-orbital retida por cordão de óculos. J Coll Physicians Surg Pak. 2021 maio;31(5):591-593

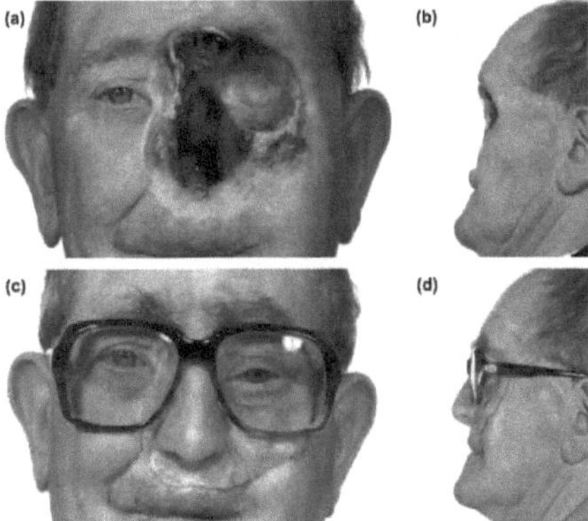

Figura 22. (a,b,c,d)

Um doente com um carcinoma basocelular após exenteração e reconstrução com (a) enxerto de pele dividido (b) prótese orbital retida com óculos .[21]

Um doente com reconstrução com enxerto de pele dividida e (c, d) prótese orbital retida com óculos[21]

Imagem cortesia: Zhi-hong Feng, Yan Dong, Guo-feng Wu, Yun-peng Bi, Bo Wang, Yi-min Zhao.Transplante virtual na conceção de uma prótese facial para defeitos maxilofaciais extensos que atravessam a linha média facial utilizando tecnologia assistida por computador. Int J Prosthodont 2010;23:513-520.

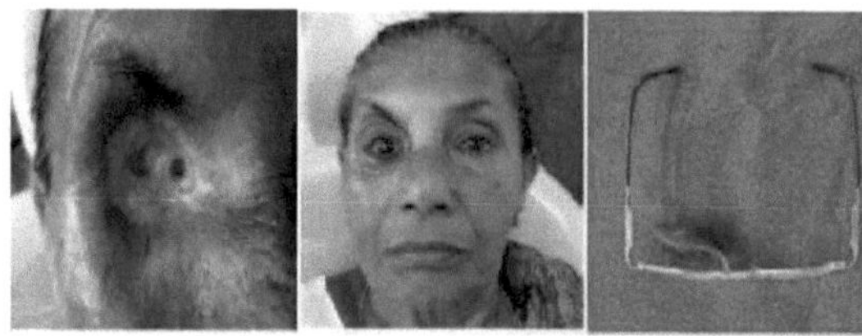

Fig. 23 (a,b,c)

Foto cedida por cortesia: Guttal SS, Akash NR, Prithviraj DR, Lekha K. Um método único de retenção de prótese orbital com sistemas de fixação - um relatório clínico. Cont Lens Anterior Eye. 2014 Jun;37(3):230-3.

Cavidade anoftálmica bem cicatrizada com pequeno seio na parede medial (a), prótese concluída na cavidade (b), prótese fixada na almofada nasal dos óculos (c) .[22]

Segue-se uma ilustração de um doente com síndrome de teacher Collins. As orelhas em falta em ambos os lados foram substituídas protéticamente com a ajuda de próteses de silicone fixadas com óculos .[23]

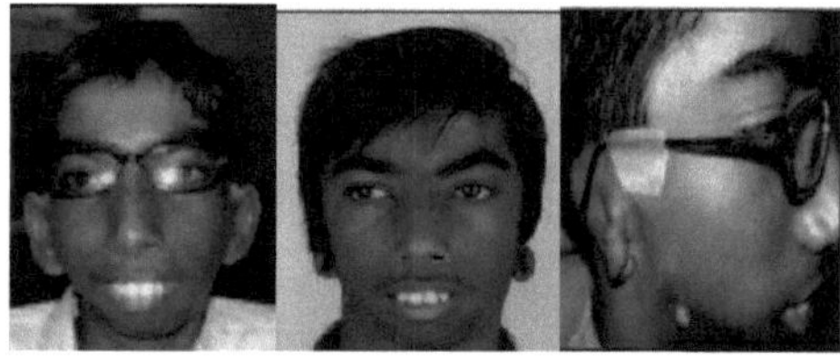

Fig.24 (a,b,c)

Imagem gentilmente cedida por: Kasim Mohamed, Anandkumar Vaidyanathan, Umamaheshwari mani, Yadarth Bhatia, Padmanabhan thallam Veeravalli. Reabilitação de um defeito auricular utilizando uma prótese auricular de silicone retida por óculos e um stent auricular. Revista Internacional de Dentisteria Protética e Dentisteria Restauradora. janeiro - março de 2012; 2(1):29-33

Os benefícios da osteointegração craniofacial também podem ser utilizados para melhorar a retenção da prótese com a ajuda de implantes maxilofaciais, mas em determinadas situações em que não existe uma espessura suficiente dos ossos temporal e mastoide para uma boa ancoragem do implante, os óculos são uma boa alternativa. A retenção dos óculos não só proporciona um estímulo psicológico imediato para o doente, como também é uma solução económica.

5.3.4 Adesivos

Os adesivos são um dos materiais mais utilizados para a retenção de próteses extra-orais. Estão disponíveis vários tipos de adesivos para tecidos cutâneos. A seleção de um adesivo adequado envolve a consideração do tipo de tecido envolvido e o tipo de material protético utilizado na construção da prótese. Estudos demonstraram que alguns adesivos desenvolvem ligações mais fortes com determinados materiais protéticos faciais específicos do que com outros materiais protéticos faciais.

Tipos de adesivos maxilofaciais

- **Adesivos de resina acrílica**

As colas de resina acrílica consistem em resina acrílica dispersa num solvente aquoso que, ao evaporar, deixa uma substância semelhante à borracha. As dispersões das resinas sintéticas foram designadas por colas de látex. Para além da dispersão de resina acrílica e água, são também incorporados nestes produtos adesivos compostos como borracha recuperada, borracha sintética, acetato de vinilo, cloreto de vinilo e estireno. A adição de tensioactivos e a obtenção da dimensão adequada das partículas permitem uma penetração e humidificação controladas destas colas. Para que estas colas sejam bem sucedidas, uma superfície deve ser permeável à água para secar a dispersão e desenvolver a ligação. Um exemplo de um adesivo de resina acrílica é o Pros- Aide Adhesive (A.D.M. Tronics, Northvale). Este adesivo é geralmente aplicado na prótese com um aplicador com ponta de algodão e deixa-se secar até ficar transparente. De seguida, aplica-se uma segunda camada e o tempo de secagem varia entre 1 minuto e 10 minutos. A prótese é então aplicada sobre a pele. O adesivo pode ser removido da prótese limpando-a suavemente com um pano humedecido em álcool. Este produto é um dos adesivos mais utilizados para as próteses faciais porque é fácil de aplicar e remover pelo doente.

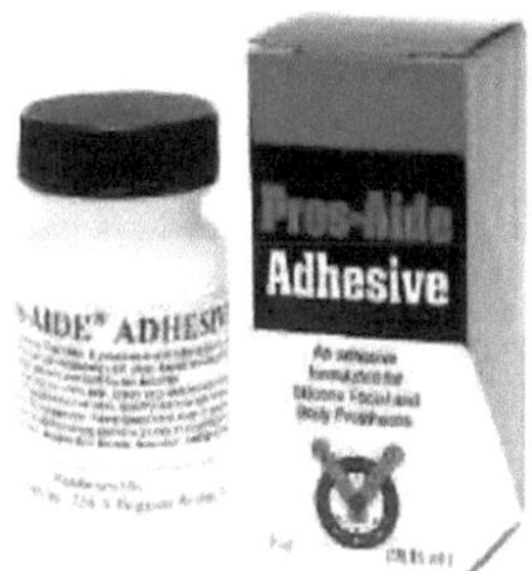

Fig. 25

Adesivo Pros-Aide

Outro adesivo de resina acrílica comummente utilizado é o Epithane-3 Adhesive (Daro Products Inc., Butler, WI). Este adesivo é uma emulsão de polímero acrílico em água. É um líquido branco e aquoso que é normalmente aplicado com um aplicador com ponta de algodão. Após o endurecimento, o adesivo torna-se claro e transparente e não deixa bolhas ou espaços vazios. Este adesivo requer cuidado na aplicação para evitar que escorra das elevações da superfície da prótese e se acumule nas depressões da superfície da prótese. Se se acumular em várias áreas da superfície da prótese, o adesivo pode afetar o ajuste da prótese. Este adesivo pode ser removido da pele e da prótese sem grande dificuldade.

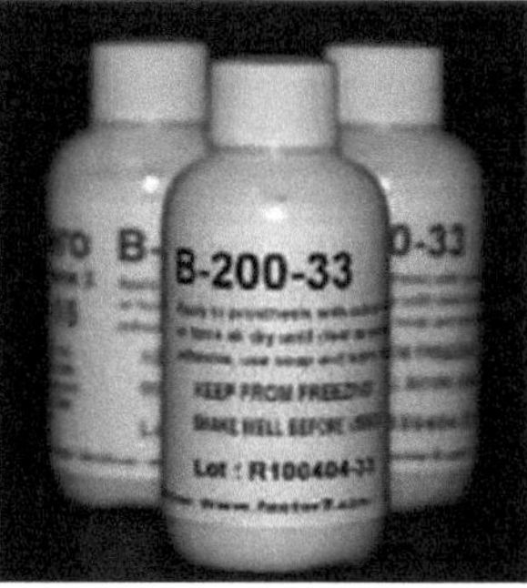

Fig. 26

Adesivo Epithane-3

- **Adesivos de silicone**

Os adesivos de silicone são uma forma de silicones de vulcanização à temperatura ambiente (RTV), normalmente dissolvidos num solvente. Quando o adesivo é aplicado, o solvente evapora-se e forma-se um adesivo pegajoso, que pode ser ligado por contacto a outra superfície, como a pele. Estes adesivos desenvolvem uma boa resistência à humidade e às intempéries, com baixa sorção de água. Podem resistir aos efeitos da luz solar, do ozono, do contacto com muitos óleos e produtos químicos e da biodeterioração. Uma desvantagem deste material é a sua baixa força adesiva. Exemplos de adesivos de silicone incluem o Hollister Medical Adhesive (Hollister Inc., Libertyville.IL), o Secure Medical Adhesive (Fator II Inc., Lakeside, AZ) e o Dow Corning 355 Medical Adhesive (Fator II Inc. Lakeside AZ). Outro problema com estes adesivos é que os doentes muitas vezes não os utilizam corretamente, permitindo uma acumulação espessa de adesivo na prótese, o que pode ser prejudicial. Estes adesivos podem ser utilizados eficazmente em algumas situações clínicas em combinação com adesivos de resina acrílica.

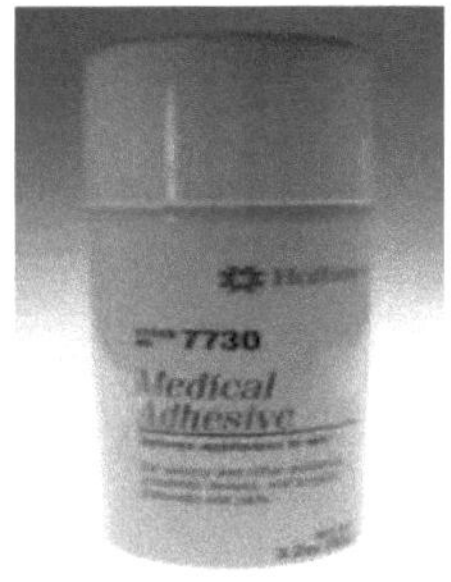

Fig. 27

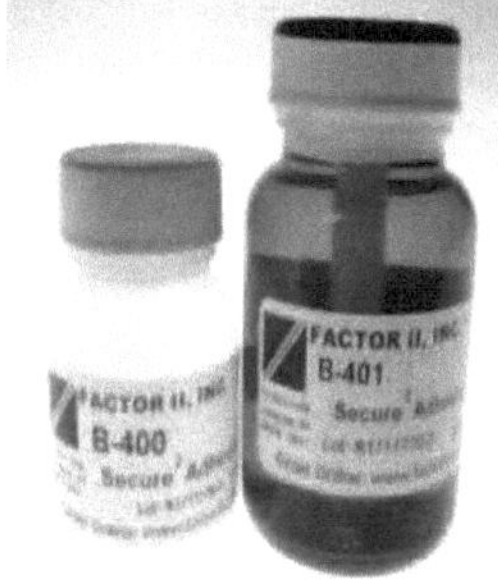

Fig. 28

Adesivo Hollister Adesivo

• **Fitas sensíveis à pressão**

As fitas adesivas sensíveis à pressão utilizadas na retenção de próteses faciais são aplicadas por pressão dos dedos na ausência de calor ou solventes. Estas fitas são constituídas por uma tira de suporte composta por tecido, papel, película, folha de alumínio ou uma tira laminada revestida com um adesivo sensível à pressão. O adesivo é normalmente um elastómero do tipo borracha combinado com um componente de resina líquida ou sólida aderente, plastificante, cargas e antioxidantes. A fita tem os adesivos em ambas as superfícies (3M Bi-Face Tape, fator II Inc. Lakeside, AZ). Imediatamente após a remoção da embalagem, a fita é aplicada sobre a prótese e depois sobre a pele, uma vez que não requer qualquer preparação adicional. No entanto, a fita Bi-Face não adere bem a materiais de silicone; pode ser utilizada com sucesso em materiais de silicone quando combinada com um adesivo líquido. Esta fita pode ser difícil de manipular porque é pegajosa em ambos os lados. Este facto deve ser tido em consideração quando se prescreve um adesivo para doentes com pouca destreza manual. Também se deve ter em conta que a contaminação de qualquer uma das superfícies da fita reduz a sua capacidade de adesão e torna-a quase inútil. A ligação **da** fita bi-rosca à pele é mais fraca do que a dos adesivos de resina acrílica. A fita bi-face pode ser utilizada em materiais com pouca flexibilidade e em doentes cujos defeitos demonstram pouco ou nenhum movimento.

Fitas sensíveis à pressão

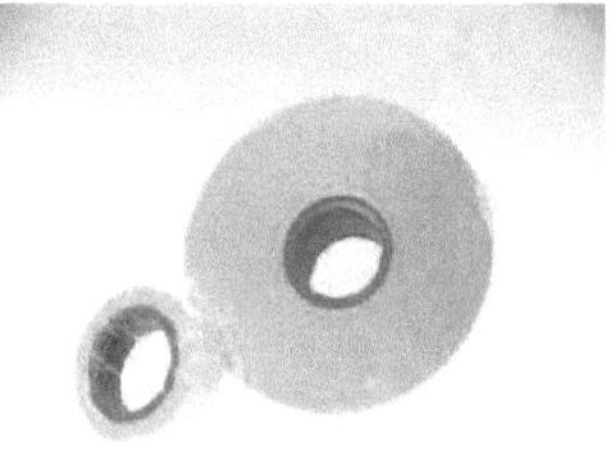

Fig. 29

Imagem de cortesia: Fig. 26,26,27,28 e 29 porHaug SP, Richard GE, Margiotti E, Winkler MM, Moore DJ. Uma avaliação in vivo de adesivos utilizados em próteses maxilofaciais extra-orais. J Prosthodont. 1995 Mar;4(1):11-5.

- **Adesivos líquidos à base de borracha**

A borracha existe na natureza sob a forma de látex, que é obtido através do corte da casca da seringueira. O látex assim obtido é facilmente solúvel em solventes orgânicos, como o benzeno ou a éter de petróleo, formando um adesivo de borracha natural. Esta mistura gelifica rapidamente devido à oxidação atmosférica. Posteriormente, a vulcanização com enxofre converte a borracha pegajosa no seu estado endurecido. A dissolução da borracha recuperada em nafta forma um cimento de borracha com excelentes qualidades adesivas. Estas colas de borracha natural são conhecidas pela sua aderência a seco ou pela sua capacidade de colar duas superfícies frescas não pegajosas. A aderência pode ser definida como a tensão necessária para quebrar as ligações entre duas superfícies em contacto durante um curto período de tempo. Esta propriedade de aderência seca torna as colas de borracha natural úteis para colas de contacto ou colas sensíveis à pressão. Um exemplo de um adesivo líquido à base de borracha é o Bard Appliance Adhesive. É composto por borracha natural, óxido de zinco, óxido de titânio, agente de aderência e N-hexano, um solvente. Este adesivo apresenta-se como uma pasta branca aquosa e começa a endurecer imediatamente após a extrusão do tubo, demorando cerca de 3 minutos a endurecer completamente. O material é opaco e não muda de cor durante o endurecimento. Devido à sua opacidade, pode ser visto através das margens finas da prótese, afectando assim a aparência da prótese. A aplicação do adesivo para obter uma camada fina e uniforme requer prática, porque as camadas superficiais tendem a endurecer rapidamente, formando uma espuma que torna difícil revestir uniformemente a superfície da prótese. O adesivo pode ser facilmente removido da pele e de todos os materiais protéticos, exceto o poliuretano. Este grupo de adesivos é o menos desejável dos adesivos para utilização em próteses faciais. Podem ser utilizados em várias circunstâncias clínicas raras para fixar próteses feitas de resina acrílica.

Combinação de adesivos

Os adesivos descritos anteriormente podem ser utilizados isoladamente ou em combinação. Na maioria das práticas clínicas, é utilizado apenas um sistema adesivo para simplificar as instruções e os procedimentos para o doente. Contudo, a combinação de um ou mais adesivos pode servir para resolver problemas de retenção em várias situações. Uma dessas combinações de adesivos úteis na retenção de uma prótese à base de silicone é uma combinação de um adesivo de resina acrílica: Epithane-3 Adhesive (Daro Products Inc., Butler, WI) e um adesivo de silicone, Hollister (Hollister Inc., Libertyville, IL). A prótese na sua superfície de tecido é primeiro revestida com uma aplicação ligeira de Epithane-3 Adhesive. Após a secagem do Adesivo Epithane-3, a superfície do lado do tecido da prótese é então revestida com o Adesivo Médico Hollister. Após a secagem do Hollister Medical Adhesive, a prótese é aplicada na pele. Esta combinação adesiva é particularmente útil com alguns dos mais recentes materiais de prótese facial de silicone. Da mesma forma, a fita Bi-Face pode ser utilizada para reter uma prótese de silicone em combinação com um adesivo líquido. O adesivo líquido é primeiro aplicado na prótese e deixado secar. A fita Bi-Face é aplicada à prótese. A prótese é então aplicada na pele. A lógica subjacente à utilização de adesivos em combinação baseia-se na superação da limitação de um sistema adesivo, combinando-o com outro sistema adesivo. O resultado final é uma boa ligação adesiva entre a prótese e a pele.

Efeito dos adesivos na pele:

Udagama investigou utilizando testes de contacto em voluntários. Verificou-se que duas marcas de colas em pasta fina à base de borracha causavam reacções cutâneas primárias ligeiras a graves, especialmente quando aplicadas imediatamente na pele. As reacções eram de natureza irritante e devidas a solventes, agentes de aderência ou outros aditivos. Os adesivos com o material protético causam mais irritação do que o adesivo isolado. Este facto pode ser explicado pela incapacidade de evaporação do solvente quando coberto pela prótese[29] . A fita adesiva de dupla face e o adesivo de resina acrílica não provocaram qualquer reação no teste de adesivo. O teste de biocompatibilidade in vivo efectuado por Sheller de adesivos solúveis em água e em silicone e de um solvente para adesivo à base de silicone mostrou causar eritema na pele de porco sem resposta inflamatória detectada microscopicamente.

Magnusson e Kligman[26] não encontraram qualquer potencial alergénico nos adesivos testados utilizando o teste de sensibilização. Jon E Dahl, Dr. Odont[25] utilizou o método in vivo do teste do ovo de galinha - membrana corioalantóica (HET-CAM) para testar 10 adesivos. Verificou que o potencial de irritação era de nenhum a grave, sendo 4 deles fortemente irritantes, 1 moderado e os restantes 5 ligeiros ou não irritantes. As reacções mais graves foram observadas principalmente em produtos que continham o solvente acetato de etilo.

Em muitas situações, os adesivos cutâneos são utilizados na pele cicatrizada ou irradiada que rodeia o defeito tecidular. Esta pele fina e friável é mais vulnerável a insultos químicos do que a pele normal. De acordo com as investigações efectuadas por Jon E

Dahl, Dr. Odont, foram feitas as seguintes observações:

Silício + hexametil dissiloxano	Menos ou não irritante
Polímero acrílico + água	Menos ou não irritante
Adesivos à base de xileno ou ligroína	Ligeiramente irritante
Silicone + Tricloroetano e acetato de etilo	Forte irritante

Seleção do adesivo adequado[24]

Devem ser considerados vários factores ao selecionar um sistema adesivo para uma prótese facial. Estes factores incluem:

- A resistência da ligação adesiva à pele e ao material protético facial.
- Biocompatibilidade do adesivo.
- Conceção e material da prótese.
- Composição do adesivo.
- Tipo e qualidade da pele do doente.
- Facilidade de manuseamento e de remoção do adesivo.

Em termos da força de aderência do adesivo à pele e ao material protético facial, verificou-se que certos tipos de materiais protéticos aderem melhor à pele com certos tipos de adesivos. Udagama, em 1975, testou a resistência à tração e a resistência ao descolamento de três tipos de adesivos: Fita adesiva Bi-Face, adesivo líquido à base de borracha e adesivo de resina acrílica com três tipos de materiais protéticos faciais: metacrilato de metilo, silicone e poliuretano. Verificou que a força adesiva média do adesivo de resina acrílica era significativamente maior do que a da fita adesiva Bi-Face e do adesivo líquido à base de borracha. Este estudo concluiu que o adesivo de resina acrílica é o melhor adesivo para utilização com materiais faciais como um grupo. Uma vez que os adesivos entram em contacto com a pele durante períodos de tempo prolongados, a biocompatibilidade destes adesivos com a pele deve ser considerada. Também é adequado reconhecer que o material adesivo utilizado deve ser compatível com a pele normal e não deve reagir com a pele sujeita a trauma cirúrgico ou irradiação. Um dos meios mais fáceis e fiáveis de determinar os efeitos imediatos e prejudiciais dos produtos químicos, como as colas, na pele é o teste de contacto.

Nos testes de contacto, o material em questão é aplicado na pele, de preferência na parte superior das costas, e coberto com uma fita adesiva oclusiva. Após dois dias, a fita é retirada e as reacções cutâneas são observadas. Utilizando testes de contacto, Udagama, em 1975, testou a biocompatibilidade de vários adesivos. Verificou-se que a cola líquida à base de borracha causava irritações primárias da pele, ligeiras a graves, especialmente quando aplicada imediatamente na pele. A fita adesiva Bi-Face não produziu irritações cutâneas. Assim, em termos de biocompatibilidade, alguns materiais adesivos reagem com a pele humana de uma forma menos prejudicial do que outros materiais adesivos. O tipo e a qualidade da pele também influenciam a seleção de um adesivo. A pele que é fina e friável ou a pele que foi irradiada não é adequada para a aplicação repetida de adesivos, particularmente os adesivos com potencial para produzir irritações primárias da pele. Para os doentes com estes tipos de tecido, é vantajoso tentar outra forma de retenção que não os adesivos.

As conclusões de Krill são as seguintes:

- O adesivo de silicone tipo B (aerossol) é o mais eficaz para silicones.

- A fita sensível à pressão é o adesivo mais eficaz para o policloreto de vinilo.

- O alfa-cianoacrilato de butilo é o adesivo mais eficaz para o poliuretano, conforme testado para o ensaio de início de descolagem e para o adesivo de silicone tipo B para o ensaio de esforço de descolagem.

- O teste da fita bifásica foi realizado por Polyzois, que mediu a resistência à tração de cinco elastómeros faciais de silicone à pele, utilizando cinco fitas adesivas de dupla face. Foram observadas diferenças significativas entre as várias combinações de fitas de silicone. Os elastómeros Cosmesil e MDX 4-4210 tiveram a ligação mais forte à pele com a maioria das fitas adesivas, enquanto o Silskin II, o Cosmesil HC2 e o RS 330T-RTV foram os mais fracos.

- Os primários foram introduzidos como um material para ajudar a melhorar a ligação entre o silicone e outros materiais protéticos, como os revestimentos de poliuretano. Wang avaliou dois primários, três métodos de polimerização e sete tempos de reação do primário para determinar as condições para uma força de ligação adesiva óptima. As forças de ligação foram significativamente maiores para o poliuretano tratado com o primário 1205 em vez do S-2260, independentemente do método de polimerização ou do tempo de reação do primário .[26]

Vantagens da utilização de adesivos

- Facilidade de aplicação e de manipulação.

- Prontamente disponível.
- Retenção satisfatória durante um período de tempo limitado.

- Não são necessários cuidados especiais nem procedimentos cirúrgicos especiais.

- Menos dispendioso.

- Evitam-se procedimentos clínicos e laboratoriais morosos em comparação com outras técnicas mecânicas de conceção de próteses simplificadas.

Problemas com adesivos[24]

Apesar da seleção adequada da correspondência entre o adesivo e o material protético, do teste de adesivo e da aplicação do adesivo de acordo com as diretrizes do fabricante, devem ser tidos em conta vários problemas com os adesivos de tecido cutâneo, quando se determina o tipo de retenção que será utilizado para fixar a prótese no lugar. Estes problemas incluem, mas não se limitam a, os seguintes:

• Os pacientes com pouca destreza ou coordenação podem ter dificuldade em aplicar o adesivo ou colocar uma prótese adesiva repetidamente na posição correta. Terão também dificuldade em manter a higiene.

• A remoção de rotina do adesivo pode danificar a pigmentação externa e consequentemente, a estética.

• Uma prótese fixada num tecido muito móvel ou sem suporte pode necessitar de ser constantemente recolocada se o movimento facial tender a perturbar a ligação adesiva. Este problema deve ser ultrapassado aquando da conceção da prótese.

• Alguns doentes podem desenvolver reacções alérgicas ou irritativas aos adesivos.

• Alguns dos adesivos normalmente utilizados podem enrolar as margens finas da prótese com a sua utilização repetitiva.

• Se a prótese for concebida de forma incorrecta, é impossível obter uma retenção eficaz com qualquer tipo de adesivos.

• O uso continuado de adesivo e a transpiração reduzem a sua eficácia.

Deve-se ter em mente que a eficácia dos adesivos também depende do tamanho do defeito, do peso da prótese e do desenho da prótese. Apesar destas limitações, se os adesivos forem corretamente selecionados e aplicados, podem ser um meio conveniente e eficaz para reter uma prótese facial quando outras opções não são possíveis. O uso de adesivos não é, portanto, algo desejável, mas pode ser necessário, dependendo da situação clínica[28] . Embora os adesivos sejam a ajuda de retenção utilizada com mais frequência, os problemas acima mencionados estão a levar o operador e o doente a optar por outros métodos de retenção de próteses, principalmente os implantes maxilofaciais. Além disso, os adesivos vêm em segundo lugar em relação à utilização de estruturas/aberturas anatómicas para obter retenção.

5.3.5 Implantes craniofaciais extra-orais

A restauração de defeitos faciais é um desafio difícil para o prostodontista. Na maioria das situações, a retenção é complicada e comprometida devido à ausência de rebaixos úteis para a retenção mecânica e à presença de tecido móvel em redor do defeito. Além disso, o tamanho das próteses exige, por vezes, elementos de retenção mais fortes. Devido a uma retenção inadequada, os pacientes podem ter sempre um sentimento de insegurança psicológica. O desenvolvimento clínico bem sucedido de implantes intra-orais para reter dentaduras e outras substituições protéticas de dentes em falta levou à utilização de implantes para reter estruturas extra-orais. A retenção proporcionada pelos implantes torna possível o fabrico de próteses de grandes dimensões que assentam em tecidos móveis. A aceitação do paciente é muito maior devido à qualidade da retenção. Isto permite ao protésico concentrar-se na estética e fabricar margens finas em silicone que se misturam e se movem mais eficazmente com o tecido mole periférico móvel.

As vantagens derivadas das próteses retidas por implantes incluem:

• Melhoria da retenção e da estabilidade.

• Eliminação de adesivos.

• Facilidade e maior precisão na colocação da prótese.

• Melhoria da higiene da pele e do conforto do doente.

• Aumento da vida útil da prótese.

• Estética melhorada na margem da pele e da prótese.

Em 1975, Albrektsson et al consideraram que um implante penetrante na pele poderia ser possível[31] . Em 1977, Branemark e os seus colaboradores colocaram implantes especificamente concebidos na região mastoideia para suportar um aparelho auditivo de condução óssea[34] . Este trabalho foi efectuado no Hospital Sahlgrenska em Goteborg, Suécia. Em 1979, estes trabalhadores foram os primeiros a colocar implantes na região mastoideia para reter uma prótese auricular. Este foi talvez o avanço mais significativo no domínio da restauração de próteses faciais. Desde então, uma variedade de defeitos faciais foram restaurados com estes dispositivos, proporcionando uma base de retenção de notável resistência e potencialmente grande longevidade.

Conceito e princípios dos implantes craniofaciais

Os princípios biomédicos baseiam-se na escolha correta de pacientes adequados, no planeamento biomecânico do fabrico de próteses e na seleção correta do local do implante.

• O princípio mais importante do tratamento é evitar danos nos tecidos. A maioria dos materiais utilizados nas próteses maxilofaciais tem uma biocompatibilidade relativamente boa com a pele e a membrana mucosa.

• O restabelecimento da estética através da reabilitação da aparência do paciente deve ser próximo do normal.

• Existem muitas funções importantes na região da cabeça e do pescoço que podem ser parcialmente afectadas ou totalmente danificadas. As funções da visão, audição, respiração, mastigação, deglutição e fonética têm um papel importante na sobrevivência do doente e também na sua reabilitação total.

• A retenção estável da prótese em repouso e em função, obtida com a osseointegração dos suportes de titânio, evitará uma sobrecarga desagradável dos tecidos moles delicados e a irritação das estruturas ósseas, o que conduzirá frequentemente a ulcerações de decúbito, especialmente em doentes que se encontram em fase de reabilitação pós-cirúrgica e radiológica do cancro.

• A fixação óssea direta é claramente o melhor método para transferir a carga funcional e estática da prótese. O sistema de carga óssea direta por osseointegração estimulará a remodelação do osso e evitará a reabsorção.

• Carga ou retenção combinada de transferência direta de osso e tecidos moles. Para pacientes com defeitos extensos que envolvem estruturas móveis da região da cabeça e do pescoço, tem sido necessário transferir a carga para suportar a prótese intra-oral nos tecidos moles adjacentes. Este método combinado melhorou a retenção da prótese.

• Reabilitação psicológica e social do paciente. O método de retenção de próteses osseointegradas proporciona estabilidade à prótese sem a necessidade de dispositivos auxiliares.

Critérios de sucesso dos implantes osteointegrados craniofaciais

De acordo com o "Swedish council on Technology assessment in Health care", o critério de sucesso é o seguinte

• Implantes imóveis verificados por exame clínico.

• Ausência de sintomas prolongados, como dor, infeção, perturbações tácteis ou lesões nervosas relacionadas com os implantes.

• Os tecidos moles penetrados devem estar isentos de irritação em pelo menos 85% dos controlos pós-operatórios regulares em ambulatório.

• Pelo menos 95% dos implantes de osso temporal e pelo menos 75% dos outros implantes extra-orais devem estar funcionais ao fim de cinco anos.

Em 1986, Albrektsson, Zarb, Worthington e Eriksson propuseram as seguintes normas :[31]

• Um implante individual e fixo é imóvel quando testado clinicamente.

• Uma radiografia não demonstra qualquer evidência de radiolucência peri-implantar.

• A perda óssea vertical deve ser inferior a 0,2 mm por ano após o primeiro ano de serviço dos implantes.

• O desempenho de um implante individual é caracterizado pela ausência de sinais persistentes e irreversíveis, como dor, infecções, neuropatias e parestesia.

• Neste contexto, uma taxa de sucesso de 85% no final de um período de observação de cinco anos e de 80% no final de um período de dez anos constitui um critério mínimo de sucesso.

De acordo com Jacobsson et al :[32]

• Os implantes individuais não fixados devem estar imóveis quando testados clinicamente.

• As reacções dos tecidos moles à volta dos pilares que penetram na pele devem ser do tipo zero (sem reação) ou do tipo 1 (ligeira vermelhidão que não requer tratamento) em mais de 95% de todas as observações.

• O desempenho individual do implante deve ser caracterizado pela ausência de sinais e sintomas persistentes ou irreversíveis, como dor, infecções, neuropatias ou parestesia.

- No contexto do acima exposto, uma taxa de sucesso de 95% no processo mastoide e de 90% na região orbital em tecido ósseo não irradiado, no final de um período de observação de cinco anos, deve ser o critério mínimo de sucesso.

Indicações para as reconstruções osteointegradas craniofaciais:

- **Para a reconstrução auricular**

  - Ressecção do tumor
  - Radioterapia
  - Tecido local gravemente comprometido
  - Falha na reconstrução autógena
  - Risco operatório reduzido
  - Microtia
  - Ausência da metade inferior da orelha

- **Para Reconstrução Orbital**

  - Perda do globo e do conteúdo orbital
  - Exoftalmia grave com ou sem comprometimento da visão
  - Risco operatório reduzido
  - Prótese ocular insatisfatória

- **Para Reconstrução Nasal**
  - Falha na reconstrução autógena
  - Cicatrização em locais de dadores autógenos
  - Após a remoção de uma reconstrução adequada devido a uma recidiva do tumor
  - Contraindicação médica para uma reconstrução autógena extensa
  - Preferência do doente

Considerando a retenção de implantes para próteses faciais, devem ser tidos em conta determinados factores[40] . Estes são:

a) Espessura do osso e capacidade de carga do implante no osso

b) Se o doente recebeu ou vai receber irradiação no local do defeito

c) Tipo de retenção da prótese nos implantes

d) Motivação do paciente para manter uma higiene correta dos pilares e próteses dos implantes

A espessura do osso e a capacidade de carga do implante no osso são considerações importantes, uma vez que a espessura do osso varia muito de um aspeto anatómico do crânio para outro. Jenson et al., em 1992, efectuaram medições da espessura do osso em quinze crânios dentados secos. Verificaram que o osso na área orbital medial, na área frontal e na área piriforme era fino, exigindo a colocação de implantes de 3 mm ou menos de comprimento. O osso na área orbital lateral, na área temporal, na área zigomática e n a fossa nasal anterior era mais espesso do que o osso na área orbital medial, na área do osso frontal e na área piriforme. Estas áreas foram consideradas capazes de receber implantes de 4 mm-5 mm de comprimento com base na espessura do osso. Verificou-se que o zigoma, a maxila anterior e a mandíbula tinham osso espesso capaz de receber implantes de 6 mm de comprimento.

Implantes de:

- 6mm - Zigoma, maxila e mandíbula anteriores.
- 4-5mm - Áreas periorbitais, temporais, zigomáticas e da fossa nasal anterior.
- 3mm - Área piriforme, arco zigomático e área medial da órbita

A capacidade de suporte de carga dos implantes ancorados no osso é também um fator a ter em conta quando se considera a retenção de uma prótese facial com implantes. Tjellstrom verificou que o binário médio necessário para remover um implante ancorado no osso temporal era de 42,7 N. Após um ano, verificou-se que as forças de remoção do binário eram superiores a 60 N. Para além da espessura do osso e da capacidade de carga do implante no osso, as forças dos músculos da expressão facial, da musculatura perioral e da musculatura da mandíbula podem exercer uma força suficiente para potencialmente todos os implantes dimensionais. Foram medidas forças de aperto superiores a 2.400 N para o músculo orbicularis oris. O conhecimento da espessura óssea relativa em vários locais do crânio e das forças musculares é importante para a conceção de uma prótese facial. Se o defeito cirúrgico for grande, necessitando de uma prótese facial grande e potencialmente pesada, a colocação de implantes para reter a prótese em áreas finas de osso adjacentes a forças musculares potencialmente significativas não seria vantajosa. Uma prótese leve, colocada numa área não sujeita a forças musculares, pode ser facilmente retida por implantes de 3-4 mm. Um exemplo de tal situação pode ser a retenção de uma prótese auricular por dois implantes na região temporal. Neste caso, seria recomendável posicionar os dois implantes a 18 mm do centro do meato auditivo externo e a 15 mm de distância. No lado direito, foi recomendada a colocação de um implante na posição das 9 horas e um implante na posição das 11 horas. No lado esquerdo, foi recomendada a colocação de um implante na posição de 1 hora e um implante na posição de 3 horas .[40]

Posições de implante para prótese auricular

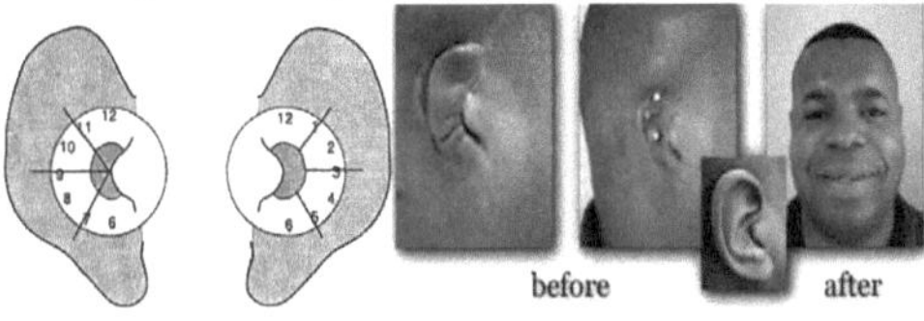

Fig. 30 Fig. 31

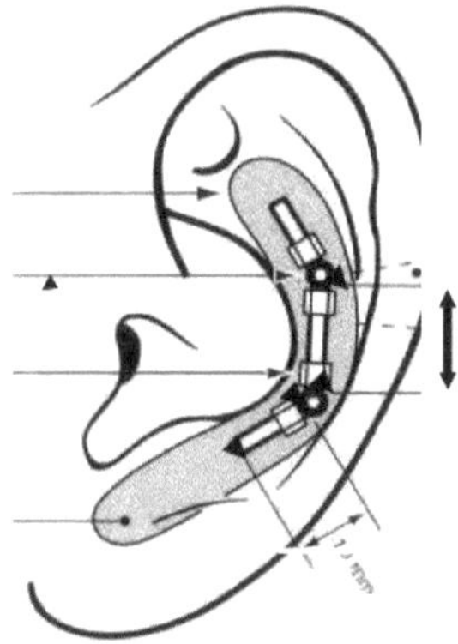

Fig. 32 Estrutura para prótese auricular retida por implante

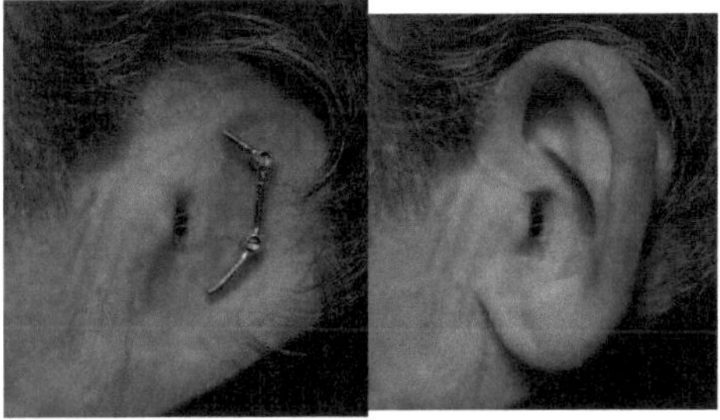

Fig. 33 Fig. 34

Imagem de cortesia: Fig 31 a 35 de Balaghi F, Hasanzade M, Zarati S. Prótese nasal retida por implante com barra e clipe para um paciente com rinectomia total: Um relatório clínico. Front Dent. 2019 Nov-Dez;16(6):478-483

A posição real deve ser determinada através do fabrico de um modelo feito a partir de um waxup completo da prótese final. O modelo é utilizado durante a cirurgia para colocar os implantes na posição que proporcione uma estética e retenção óptimas no osso.As próteses nasais podem ser retidas por dois implantes em cada eminência nasal lateral arredondada. O osso nesta zona deve ser suficientemente espesso para receber um implante de 4 mm de comprimento. Deve ser utilizada uma barra para ligar os implantes, uma vez que os implantes não estão igualmente distribuídos e estão localizados numa parte do defeito. A barra pode estender-se superiormente 10-15 mm a partir dos pilares para uma melhor distribuição da retenção da prótese. No defeito orbital, os implantes podem ser colocados nas porções lateral, inferior e superior da área orbital. O osso nestas áreas pode acomodar implantes de 3 a 4 mm de comprimento. Normalmente, são necessários três ou quatro implantes. O eixo longo do implante deve ser direcionado para o centro da órbita. Se alguns implantes forem direcionados posteriormente para a fossa craniana, enquanto outros implantes são direcionados anteriormente, o caminho de inserção pode não acomodar uma barra de retenção de uma peça. Deve ser utilizado um modelo feito a partir de um waxup completo da prótese final no momento da cirurgia para assegurar a colocação ideal tanto para a retenção como para a estética da prótese final. Deve ter-se o cuidado de evitar colocar os implantes numa localização tal que a posição da porção ocular dentro da prótese orbital fique comprometida. A avaliação pré-operatória permite avaliar os locais ósseos para a colocação de implantes, o risco representado pelas estruturas vitais circundantes, a densidade óssea, bem como a qualidade e a profundidade dos tecidos moles sobrejacentes. Factores sistémicos ou locais que podem ser considerados na gestão do risco. Embora a utilização de oxigenoterapia hiperbárica na mandíbula irradiada permaneça controversa, um historial de radioterapia na maxila, zigoma, ossos frontais e nasais requer uma avaliação para oxigenoterapia hiperbárica, antes e depois da colocação do implante, para otimizar o sucesso individual do implante. O paciente deve ter um certo nível de capacidade cognitiva, visual e de destreza para manter os implantes osseointegrados. O planeamento do pré-tratamento deve envolver todos os membros da equipa de reabilitação do tratamento. Se o doente tiver de perder uma parte da face devido à ressecção de uma neoplasia, deve ser considerada a colocação de implantes durante a mesma cirurgia que a ressecção do tumor. Esta prática poupa o doente a um procedimento anestésico adicional e reduz o tempo total de reabilitação. Esta prática é mesmo recomendada em doentes que serão submetidos a radioterapia pós-operatória. O rebordo supraorbitário é uma exceção, uma vez que a perda de fixações do implante é de cerca de 50% após a radioterapia neste local. Em doentes com defeitos congénitos do ouvido, a questão principal é o destino dos restos de tecido. Na microtia, os remanescentes auriculares variam em tamanho, forma e posição e podem ter de ser removidos. Antes de estes remanescentes serem ressecados, todas as opções possíveis de reabilitação devem ser apresentadas, exploradas e discutidas com o doente e a sua família. Nalguns doentes, pode ser desejável reconstruir o canal auditivo. Se for esse o caso, este procedimento pode ser efectuado durante a mesma cirurgia que a colocação do implante. Os implantes devem ser posicionados dentro dos limites da prótese facial proposta. Na maioria dos pacientes, é desejável esculpir uma réplica em cera da futura prótese e utilizar esta réplica para fabricar um molde cirúrgico. Este modelo é esterilizado e utilizado como guia no momento da cirurgia para assegurar a posição e angulação corretas dos implantes. Recomenda-se que o protésico esteja presente no bloco operatório para que possa aconselhar a equipa cirúrgica sobre a localização e a angulação dos implantes. Uma vez concebida a prótese facial, determina-se o número e a disposição dos implantes necessários para reter e estabilizar a prótese e avaliam-se as possíveis localizações ósseas. Nos defeitos adquiridos de rotina, normalmente não são necessários estudos radiográficos. Em defeitos adquiridos grandes e extensos ou em alguns defeitos congénitos, as tomografias computorizadas e talvez os modelos 3D fabricados esteriolitograficamente podem ser auxiliares valiosos na avaliação de potenciais locais de osso e estruturas adjacentes. Por exemplo, em alguns doentes com defeitos congénitos do ouvido, pode ser necessário determinar a posição do canal do nervo facial, o seio sigmoide, o nível da fossa craniana média, o tamanho da mastoide e a configuração do sistema de células aéreas da mastoide. Nos defeitos de rinectomia, a posição das raízes dos dentes tem de ser avaliada radiograficamente. Osso na região pós-auriculotemporal, rebordo orbital lateral superior, processo malar ou maxilar superior são locais excelentes para a colocação de fixações com acesso adequado. A adesão a procedimentos cirúrgicos estéreis rigorosos, o respeito pela integridade da superfície do implante e a colocação atraumática contribuem para o sucesso final do complexo de restauração e fixação.

Implantes endósseos num leito de tecido irradiado

O efeito secundário da radiação terapêutica está bem documentado na literatura dentária. Esta modalidade de tratamento cria alterações a longo prazo na mucosa, na vascularização, no paladar, no fluxo salivar e diminui o potencial de cicatrização. A diminuição do fluxo salivar intra-oral também aumenta a taxa de cáries dentárias, juntamente com a diminuição da lubrificação, tornando os tecidos da mucosa vulneráveis a lesões. Não é invulgar ouvir o recetor de radioterapia descrever os seus tecidos como finos, doridos e frágeis. Todas estas alterações nos tecidos e no ambiente circundante reduzem o nível de conforto das próteses[33] . A seleção do doente é muito importante para obter sucesso com implantes em tecido irradiado. Os doentes com ulceração dos tecidos moles, osso necrótico exposto ou uma história de cicatrização prolongada e outros sintomas são maus candidatos a implantes. A condição do doente deve ser avaliada de forma mais meticulosa no caso da maxila do que da mandíbula. Os implantes extra-orais em osso previamente irradiado falham a uma taxa muito mais elevada do que em osso não tratado .[34]

Primeira fase da cirurgia Região auricular

A primeira fase do procedimento cirúrgico é iniciada com uma incisão curva na área da mastoide, efectuada aproximadamente 30 mm posterior ao canal auditivo externo. É levantado um retalho periosteal para expor o osso da crista mastoideia. São normalmente colocados dois implantes no lado esquerdo, nas posições das 7 e 11 horas, e no lado direito, nas posições das 1 e 5 horas. Ambos os conjuntos são normalmente colocados 15 mm - 18 mm depois do canal auditivo externo.

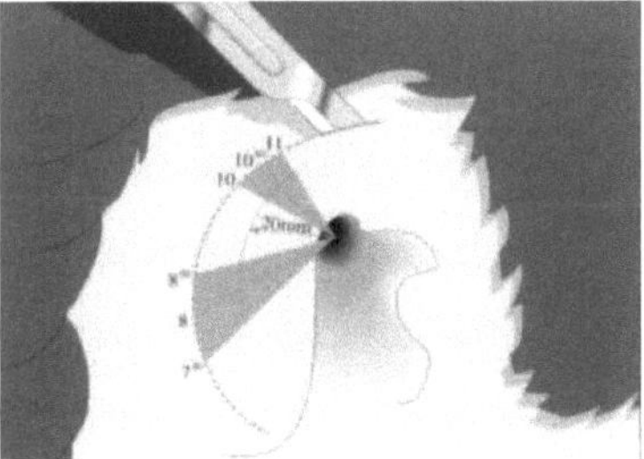

Fig. 35 Posições de implante para prótese auricular

O objetivo do procedimento é colocar a barra de tecido de retenção sob a porção anti-hélice da prótese. Para a fixação de próteses auriculares externas, são normalmente suficientes duas fixações. Os locais para as fixações são marcados com uma broca pequena e redonda. A profundidade do orifício é alargada, evitando a penetração na dura-máter ou na parede do seio sigmoide. As células aéreas da mastoide podem ocasionalmente ser encontradas, mas os dispositivos podem ser inseridos desde que a parede da preparação seja suficientemente sólida. O mesmo se aplica aos locais cirúrgicos em contacto com a dura-máter, mas os que penetram no seio sigmoide devem ser tapados com músculo e abandonados. O local é alargado até ao diâmetro final utilizando uma broca helicoidal de 3,0 mm, com um escareador na parte superior para acomodar o pescoço da flange do dispositivo de fixação. Este escareador também actua como uma salvaguarda para evitar o aprofundamento do furo para além da profundidade desejada, sendo depois o local rosqueado com uma torneira de titânio. Todas as perfurações e roscas são efectuadas sob irrigação abundante com solução salina normal estéril para evitar o sobreaquecimento do osso. O orifício roscado é cuidadosamente enxaguado e o dispositivo de fixação da flange é inserido. O aperto final da fixação é efectuado com uma chave manual para evitar o aperto excessivo da fixação. Coloca-se um parafuso de cobertura no orifício interno do dispositivo de fixação e fecha-se o retalho periosteal cutâneo em três camadas. É colocado um penso de pressão na mastoide, que é mantido durante, pelo menos, 48 horas. As suturas não reabsorvíveis são removidas sete dias depois.

Tem sido defendida a realização de um procedimento cirúrgico numa única fase para casos de aparelhos auditivos em adultos, mas tal requer experiência e cuidado. Existem riscos significativos de necrose dos tecidos moles, pelo que a construção da prótese deve ser adiada por um período mínimo de seis semanas

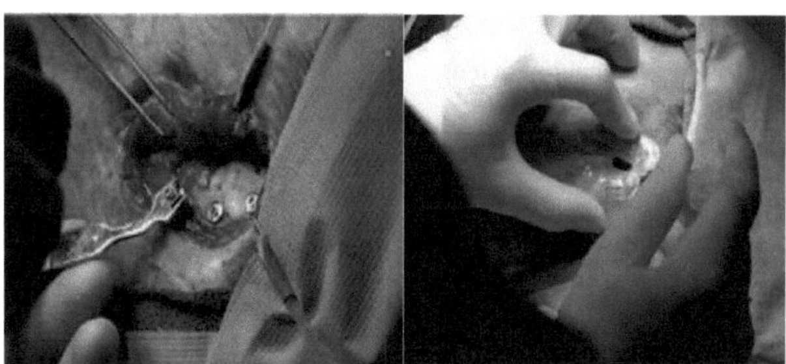

Fig. 36 Fig. 37

Procedimento cirúrgico para colocação de implante de prótese auricular

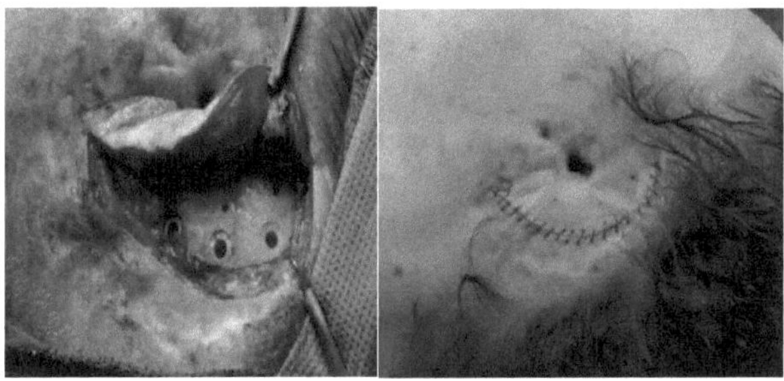

Fig. 38 Fig. 39
Procedimento cirúrgico para colocação de implante de prótese auricular

Cortesia da imagem: Fig 36 a 39 de Balaghi F, Hasanzade M, Zarati S. Prótese nasal retida por implante com barra e clipe para um paciente com rinectomia total: Um relatório clínico. Front Dent. 2019 Nov-Dez;16(6):478-483

Cirurgia de segundo estágio na região auricular

É levantado um retalho fino de pele na zona da mastoide quando a pele que cobre os locais de fixação não tem folículos pilosos. A incisão é efectuada no mesmo local utilizado para o procedimento da fase I. Um segundo retalho de tecido subcutâneo e músculo é então levantado supraperiostealmente, deixando o periósteo intacto. As fixações são localizadas e expostas com uma faca de punção. Toda a gordura subcutânea, músculo e tecido conjuntivo do segundo retalho são excisados, desde que as fixações estejam seguras. As margens do tecido não refletido mais próximo do retalho refletido são afinadas através da remoção de tecido subcutâneo. Isto permite que a camada dérmica diluída seja suturada ao periósteo sem tensão. A margem do retalho dérmico é suturada ao periósteo subjacente com suturas subcutâneas reabsorvíveis e a camada de pele do retalho é suturada à margem de pele circundante com suturas de nylon. As fixações são localizadas por palpação e o retalho é perfurado com uma faca de lâmina perfurante concebida para encaixar a parte superior da fixação do implante. O comprimento adequado do pilar transepitelial é selecionado e ligado ao suporte. São inseridos colares de cicatrização largos nos pilares e uma tira de gaze com fita é embebida em pomada de polisporina e envolvida à volta dos pilares para proporcionar compressão dos tecidos. Este penso mantém o tecido mole reaproximado imobilizado e evita a formação de um hematoma subdérmico. Se existirem folículos pilosos na pele que cobre os implantes, são utilizadas as mesmas incisões, mas o retalho é removido e substituído por um enxerto de pele livre de espessura dividida ou por um enxerto de espessura total cuidadosamente diluído de tecido remanescente excisado. O enxerto é suturado sobre o enxerto de espessura total de tecido remanescente excisado da mesma forma que um retalho pediculado. Normalmente, é necessário um penso de compressão ou um penso de pressão de gaze com vaselina, tanto para o retalho como para o enxerto.

Cirurgia de primeiro estágio na região orbital

Na área orbital, os locais preferidos para a colocação de implantes são a porção lateral do rebordo supraorbital, o rebordo lateral e o corpo malar. Estes oferecem a melhor combinação de volume ósseo, densidade e fornecimento de sangue. É feita uma incisão cutânea circunferencialmente à volta da órbita ou em secções e é refletido um retalho periosteal. Ocasionalmente, é necessária uma incisão no interior da cavidade orbital. Utilizam-se fixações de 4 mm de comprimento e três fixações são ideais para reter uma prótese orbital. Deve ter-se especial cuidado em colocar os suportes de implantes na posição e angulação corretas. Deve existir um espaço de 10 mm a 12 mm entre os implantes para permitir o acesso para a higiene. Os implantes não devem ser angulados facialmente, pois podem interferir com o contorno da prótese orbital.

Cirurgia de segundo estágio na região orbital

Para a área orbital, o procedimento de exposição é semelhante à técnica descrita para a região mastoidea. O uso de enxertos de pele livres raramente é necessário para a região da borda orbital.

Posições de implante para prótese orbital

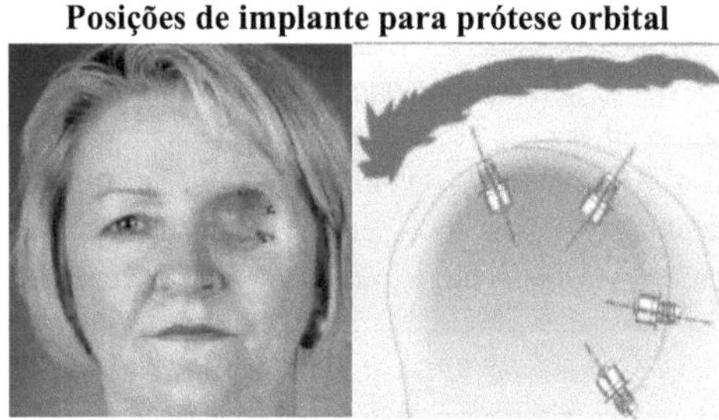

Fig. 40 Fig. 41

Cortesia da imagem: Fig. 40 e 41 de Eo MY, Cho YJ, Nguyen TTH, Seo MH, Kim SM. Prótese orbital suportada por implantes: uma inovação técnica do fabrico de silicone. Int J Implant Dent. 2020 Sep 15;6(1):51.

Cirurgia de primeiro estágio na região nasal

Na área nasal, podem ser considerados vários locais para a colocação de dispositivos de fixação. Se o doente for edêntulo na zona anterior do maxilar, a espessura do osso é geralmente suficiente para a colocação vertical das estruturas no pavimento nasal anterior. Podem ser colocados dois acessórios de 4 mm ou implantes dentários mais longos nesta área. Quando as raízes dos dentes estão presentes, a parede lateral da abertura piriforme pode ser selecionada para a colocação horizontal de um acessório de cada lado.

A extensão da margem cirúrgica é diferente para cada doente, o que dificulta a utilização de implantes nesta área. O sucesso dos implantes é maior quando colocados na superfície superior do maxilar e utilizados para reter o aspeto inferior da prótese nasal. A colocação de implantes na área da glabela pode ser considerada, desde que os ossos nasais tenham sido ressecados. Os implantes devem ser colocados na porção anterior do pavimento nasal, com cerca de 8 mm a 10 mm de distância, de modo a que os implantes saiam em tecidos fixos e imóveis. Se os implantes saírem através dos tecidos móveis do lábio, a incidência de reacções dos tecidos moles à volta dos implantes aumenta. Se os implantes forem colocados demasiado para trás, o acesso para higiene fica comprometido.

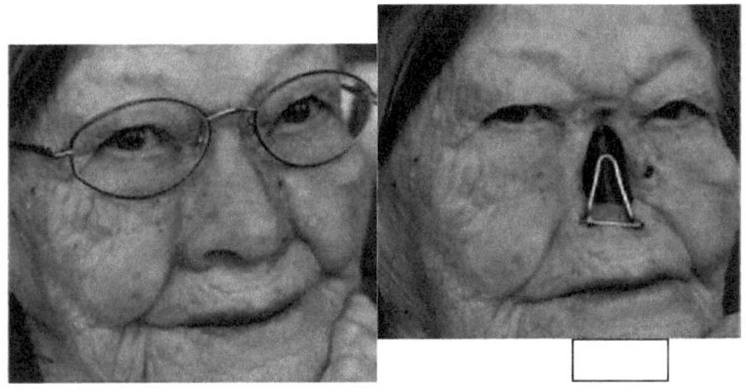

Fig.44 Fig.45

Cirurgia de segundo estágio na área nasal

Cortesia da imagem: Fig. 42 e 43 de Kurien A, Poundass M, Anirudhan S, Velliangattur TR, Yuvaraja BA, Masilamani A. Prótese nasal com estrutura intranasal fixada magneticamente para um paciente com rinectomia parcial e defeitos intra-orais: Um relato de caso. J Clin Transl Res. 2020 Oct 14;6(4):190-197.

Os principais objectivos do procedimento da segunda fase são reduzir o máximo de volume de tecido possível, de modo a obter um leito de tecido não móvel e colocar uma manga de pilar tão curta quanto possível. **Procedimentos protéticos** Defeitos auriculares São necessárias cerca de 6 semanas para a cicatrização dos tecidos moles após a cirurgia de segunda fase. O local de moldagem é preparado. As coifas de impressão, concebidas para serem incorporadas na impressão, são fixadas aos cilindros do pilar. Se as limitações de espaço ditarem a utilização da técnica do pilar UCLA, os cilindros do pilar são removidos e as coifas de impressão são ligadas diretamente às estruturas do implante. É aplicada uma camada fina de material de moldagem de polissulfureto de corpo leve nas coifas de moldagem e nos tecidos dos defeitos. Aplica-se gaze e uma camada fina de adesivo, seguida de camadas sucessivas de gesso de moldagem, para dar suporte ao material de moldagem de polissulfureto. Deve ter-se o cuidado de manter o acesso aos parafusos que seguram as coifas de impressão no lugar, pois estes têm de ser desapertados para permitir a remoção da impressão. Depois de a impressão ter sido removida, os análogos do pilar ou do dispositivo de fixação são fixados às coifas de impressão embutidas na impressão. O molde mestre é preparado da forma habitual. A escultura em cera da prótese é preparada e experimentada no doente, verificando se o padrão restaura fielmente o contorno e a simetria e se está corretamente orientado .[35] O operador está agora pronto para fabricar o mecanismo da barra de retenção. Vários factores devem ser considerados na conceção deste aparelho.

• É desejável ligar todos os implantes com uma barra rígida. Desta forma, a tensão exercida sobre os implantes será distribuída igualmente entre os implantes.

• As barras de retenção devem encaixar de forma passiva.

• O aparelho de retenção deve adaptar-se aos limites da prótese sem afetar o contorno ou a simetria.

• A retenção deve ser suficiente para evitar o deslocamento acidental da prótese.

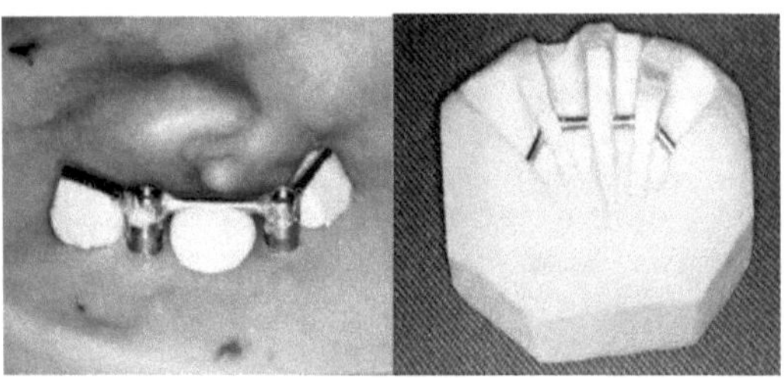

Fig. 44 Fig. 45

A escultura de cera é posicionada no molde mestre e é fabricado um modelo de silicone ou outro material adequado para ajudar no desenho da barra de retenção. Se o espaço disponível para o aparelho de retenção for insuficiente, devem ser utilizados cilindros de pilar transcutâneos mais curtos ou a barra fabricada utilizando a técnica do pilar UCLA. Se for utilizada a técnica do pilar UCLA, a impressão tem de ser efectuada ao nível da fixação do implante. Foram utilizados vários sistemas de fixação para reter as próteses faciais, tais como clipes de barra, ímanes e os tipos de O-ring. Nos defeitos auriculares, é preferível utilizar os sistemas de clipes em barra, porque proporcionam uma retenção superior. O padrão de cera para a barra é fabricado da forma habitual. A estabilidade da prótese será melhorada se a barra tiver a forma de um arco, em vez de uma linha reta. O padrão é revestido e fundido com uma liga de ouro .[36]

Cada segmento da barra fundida é fixado às estruturas do implante ou aos cilindros do pilar transcutâneo com pinos-guia e é feito um registo da relação de soldadura com cianoacrilato. A barra é removida e inserida numa matriz fina de gesso dentário melhorado. O rácio água-pó do gesso preparado para este modelo deve ser medido cuidadosamente. A barra é soldada e o ajuste é verificado tanto na matriz de gesso como no paciente .[37]

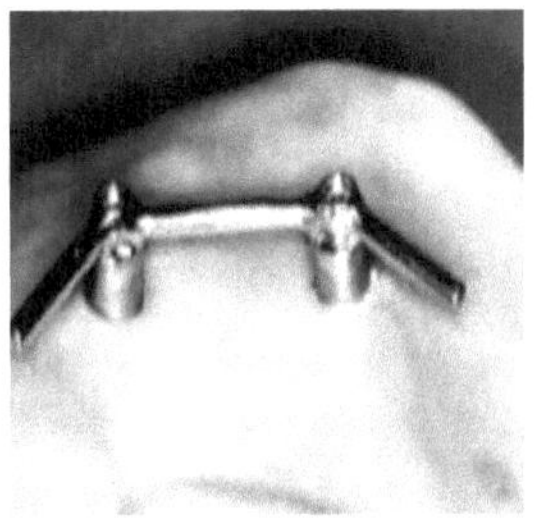

Fig. 46

Imagem de cortesia: Fig. 44, 45 e 46 de Elsyad MA, Al-Mahdy YF, Salloum MG, Elsaih EA. O efeito do comprimento da barra cantilevered na tensão em torno de dois implantes que suportam uma sobredentadura mandibular. Int J Oral Maxillofac Implants. 2013 maio-Jun;28(3):e143-50.

Cantilever de barra e estrutura de resina

A subestrutura de resina acrílica transparente que aloja os clips de plástico retentivos é concebida e fabricada utilizando o mesmo modelo de silicone como guia. A subestrutura deve estender-se até ao corpo da prótese de silicone e possuir uma área de superfície suficiente para que a ligação entre a subestrutura e a prótese de silicone não falhe durante a inserção ou remoção da prótese. Os implantes são colocados no osso residual e depois utilizados para retenção, suporte e estabilidade da prótese. A utilização de implantes semelhantes em locais extra-orais está a ganhar popularidade, especialmente para a retenção de próteses auriculares e para aparelhos auditivos de ancoragem óssea (BAHA) em doentes com componentes do ouvido médio intactos mas com estruturas do ouvido externo danificadas[39] . Os BAHA utilizam o princípio da osseointegração para ultrapassar estes problemas. Neste caso, a condução do som é transferida através do osso diretamente para o ouvido interno. É indicado em:

1. Otite média crónica com perda auditiva condutiva e mista em que a utilização de um dispositivo de condução aérea está contra-indicada.
2. Malformação congénita do ouvido externo ou médio.
3. Orelhas com drenagem crónica.
4. Otite externa crónica.
5. Média de tons puros de condução óssea igual ou inferior a 45 dB.

Condução de som com Baha

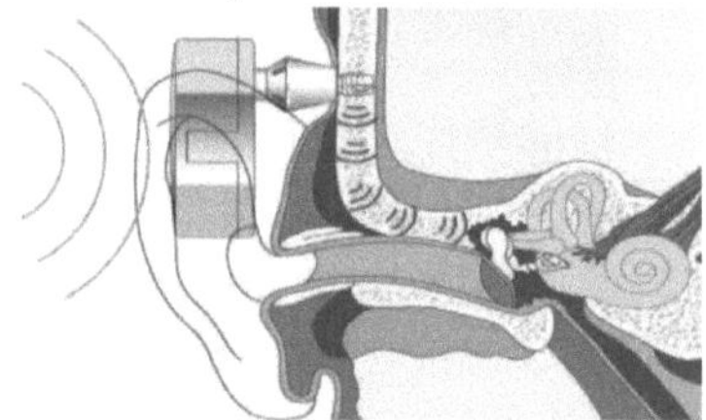

Fig. 47

Componentes da Baha

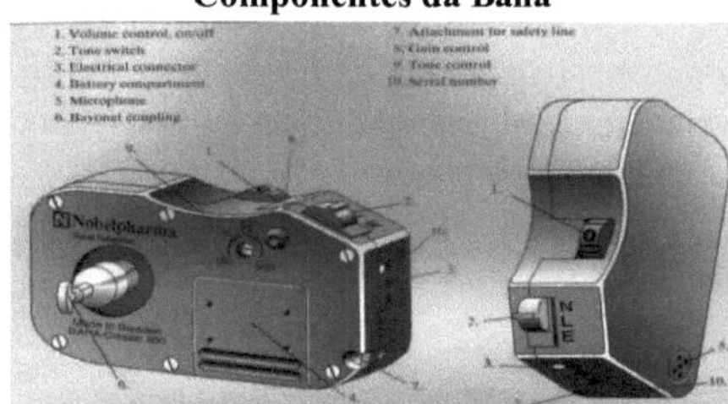

Fig. 48

Imagem de cortesia: Fig. 47 e 48 de Hagr A. BAHA: Aparelho auditivo ancorado em osso. Int J Health Sci (Qassim). 2007 Jul;1(2):265-76.

Defeitos nasais

A quantidade e a qualidade do osso na região glabelar do osso frontal são limitadas e, normalmente, não é possível colocar implantes na parte superior de um defeito nasal. Uma barra de retenção em forma de U ligada aos implantes na base do U proporcionará três pontos de retenção: as duas escoras verticais e a barra transversal horizontal. São utilizados clipes de retenção ou ímanes para fixar a prótese.

A experiência com os sistemas de retenção magnética varia consoante os clínicos. A retenção conseguida é satisfatória, mas o defeito tem de ser um pouco engatado para evitar a deslocação lateral acidental da prótese. É utilizada uma combinação de clips e ímanes para proporcionar retenção e o clip único melhora a retenção e resiste à deslocação lateral. No entanto, a corrosão dos ímanes pode limitar a vida útil da prótese, especialmente na área nasal devido à humidade. A conceção preferida é uma barra e um clip com um segmento de barra disposto verticalmente e outro horizontalmente. Este desenho proporciona uma resistência adequada à deslocação lateral e uma excelente retenção. É concebida e fabricada uma subestrutura de resina acrílica que aloja os clips de retenção de plástico e a prótese nasal é completada como habitualmente.

Prótese nasal retida por implante

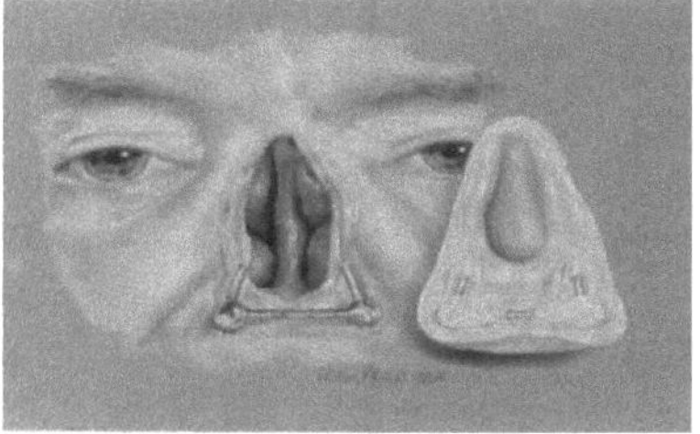

Fig. 49

Imagem de cortesia: Fig. 49 de Balaghi F, Hasanzade M, Zarati S. Prótese nasal retida por implante com barra e clipe para um paciente com rinectomia total: Um relatório clínico. Front Dent. 2019 Nov-Dez;16(6):478-483.

Defeitos orbitais

As técnicas para o fabrico de próteses orbitais implanto-retidas são semelhantes às descritas para as próteses auriculares e nasais implanto-retidas. São feitas impressões e é obtido um molde mestre. A escultura em cera é concluída e é construído um modelo de silicone. A barra de retenção é então projectada e fabricada. É preferível a retenção magnética em defeitos de exeneração orbital convencionais. A facilidade de inserção das próteses retidas magneticamente supera os aspectos negativos, como a corrosão dos ímanes e a diminuição da retenção. A barra de retenção deve ser concebida para interagir com 3 ou 4 ímanes dispostos de forma triangular ou circular. Nos defeitos de grandes dimensões, é preparada uma subestrutura de resina acrílica para alojar os acessórios magnéticos. Em defeitos pequenos, onde o espaço é limitado, os acessórios magnéticos podem ser fixados à porção ocular da prótese. A porção ocular é então embutida na prótese de silicone.

Acessório de barra para prótese orbital retida por implante

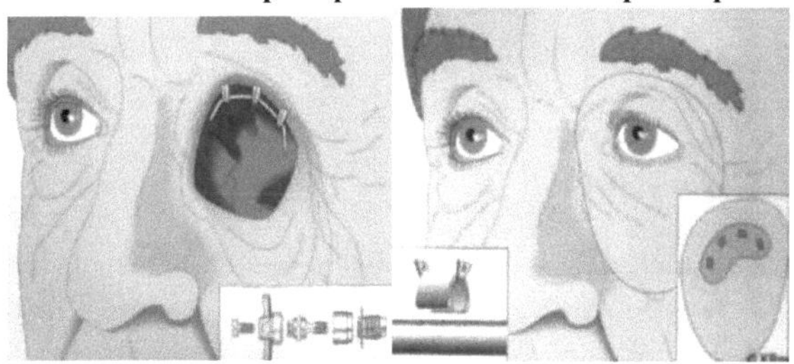

Fig. 50 Fig. 51

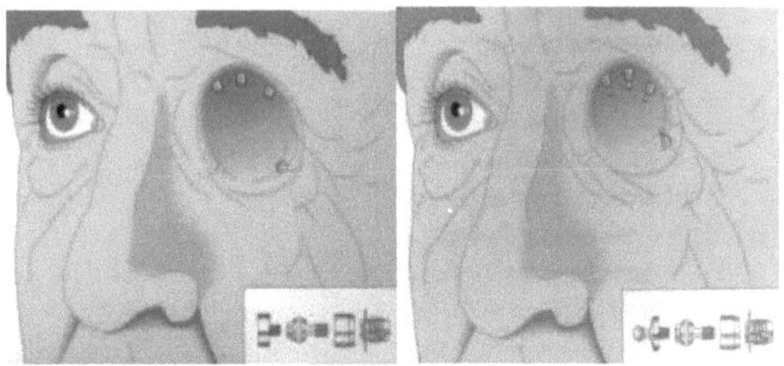

Fig. 52 Fig. 53

Imagem de cortesia: Fig 50,51,52 e 53 por Aalaei S, Abolhassani A, Nematollahi F, Beyabanaki E, Mangoli AA. Fabrico de uma prótese orbital suportada por implantes com fixação de barra magnética: Um relatório clínico. J Dent (Teerão). 2015 Dec;12(12):932-5.

Fixação magnética para prótese orbital retida por implante Combinação de implantes e ímanes

Os ímanes intra-orais e extra-orais têm sido utilizados como meios de retenção desde há muito tempo. Relatos de casos recentes mostram a utilização de implantes e ímanes como uma combinação para a reabilitação de casos complicados. Segue-se um relato de caso de uma prótese facial retida por ímanes combinada com um obturador maxilar edêntulo suportado por implantes[50].

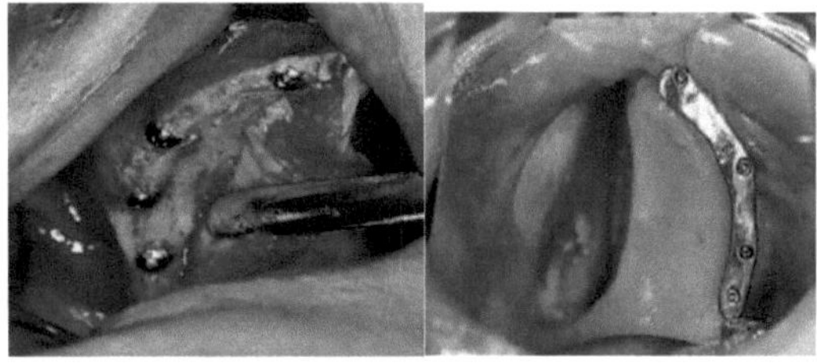

Fig. 54 Fig. 55

Colocação do implante o acessório de barra fresado Fabricado nos pilares

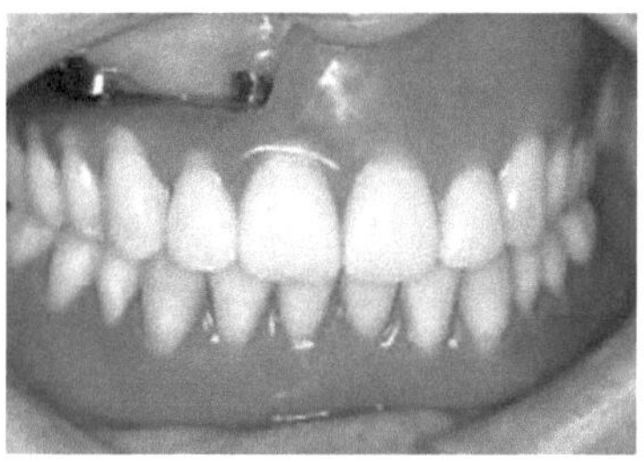

Fig. 56

Uma prótese de obturador maxilar e uma sobredentadura mandibular suportada por implantes

Imagem cortesia: Fig. 54, 55 e 56 de Takahashi T, Fukuda M, Funaki K, Tanaka K. Prótese facial retida por íman combinada com um obturador maxilar edêntulo suportado por implantes: relato de um caso. Int J Oral Maxillofac Implants. 2006 Set-Out;21(5):805-7.

A prótese facial é fixada à parte superior da prótese obturadora do maxilar através de uma fixação magnética.

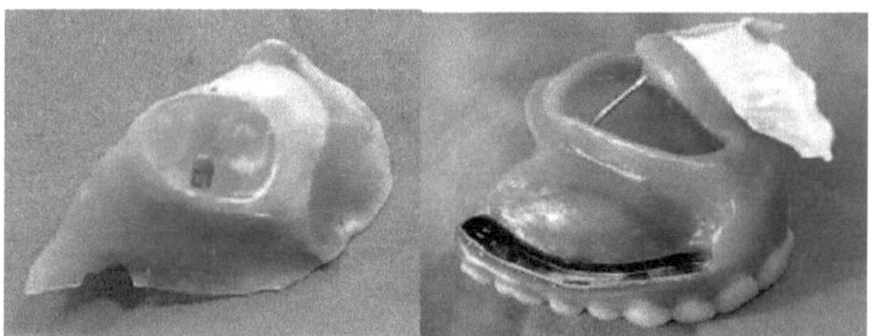

Fig. 57 Fig. 58

O guardião foi moldado em resina acrílica e incorporado na prótese facial

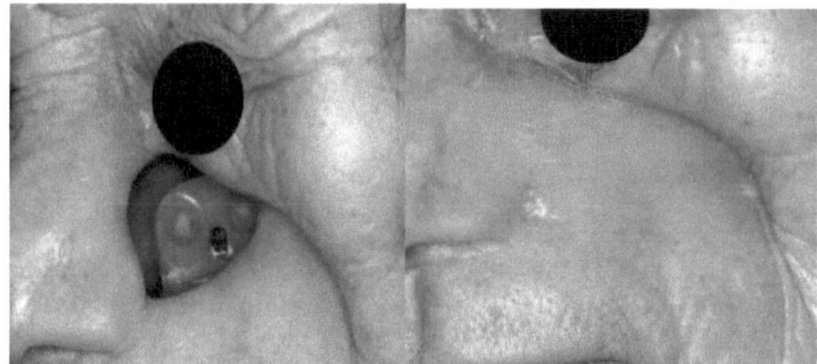

Fig. 59: o acessório magnético foi visto na parte superior do obturador maxilar

Fig. 60: Aspeto final do paciente com a prótese facial.

Imagem de cortesia: Fig. 57 a 60 de Maureen Sullivan, David M. Casey, Ronald Alberico, Alan Litwin e Norman G. Schaaf. Hiperostose num defeito orbital com implantes craniofaciais e ímanes de campo aberto: Um relatório clínico. J Prosthet Dent 2007;97:196-9

6. CONCLUSÃO

É lamentável que o número de doentes mutilados pela cirurgia do cancro tenha aumentado rapidamente ao longo dos anos. Estas mutilações causam danos psicológicos aos pacientes, transformando a sua vida. Assim, a reabilitação através do uso de próteses maxilofaciais permite reinserir os doentes num contexto de contacto social do qual estavam excluídos devido ao aparente defeito facial. O principal objetivo destas próteses é restaurar a aparência do paciente, restabelecer a função, proteger os tecidos expostos e atuar como terapia psicológica.A reabilitação protética de qualquer defeito maxilofacial é um processo moroso e envolvente. No entanto, se for dada atenção à sequência adequada e aos detalhes do tratamento, pode ser um dos procedimentos mais satisfatórios em todos os ramos da prótese dentária. Os defeitos faciais podem resultar de trauma, tratamento de neoplasias ou malformações congénitas. A escolha entre a reconstrução cirúrgica e a restauração protética de grandes defeitos continua a ser difícil e depende da natureza e etiologia do defeito, bem como do desejo e da condição do paciente. A restauração de defeitos faciais é um desafio difícil tanto para o cirurgião como para o protésico. Uma vez que tanto a reconstrução cirúrgica como as restaurações protéticas têm limitações distintas. Os cirurgiões estão limitados pela disponibilidade de tecido, pelo comprometimento do leito vascular local, pela necessidade de inspeção visual periódica de um defeito oncológico e pela condição física do doente. Por outro lado, o protésico está limitado pelos materiais inadequados disponíveis para restaurações faciais, leitos de tecido móveis, dificuldade em reter próteses grandes e capacidade do doente para aceitar o resultado final. Quando a reconstrução cirúrgica não é possível para os doentes com deformidades faciais, a escolha do tratamento é a reabilitação protética. A maioria das próteses faciais, tal como as próteses nasais, é retida com adesivos e mecanismos que incluem rebaixos anatómicos, fixações externas, ímanes e ligações protéticas a implantes endósseos. Cada um destes métodos tem as suas próprias vantagens e desvantagens. A retenção mecânica obtida por cortes anatómicos é a mais vantajosa. No entanto, a presença de humidade, de tecidos moles móveis ou a falta de um suporte de tecido estável afectam a retenção. Os implantes endósseos podem ser utilizados para proporcionar retenção, apoio e estabilidade às próteses maxilofaciais quando a anatomia já não é capaz de cumprir esta função. A retenção de implantes ancorados no osso oferece aos pacientes que usam próteses faciais uma maior segurança, especialmente no caso de grandes defeitos ou quando a prótese assenta em tecidos altamente móveis. A transpiração e a atividade física vigorosa não afectam a retenção das próteses fixadas ao osso. O facto de não depender de adesivos para a retenção liberta o doente da tarefa entediante de aplicar e remover adesivos sempre que o doente coloca e retira a prótese. A utilização de implantes para retenção prolonga a vida útil da prótese, uma vez que os bordos não são sujeitos a um manuseamento excessivo. Os sistemas adesivos e a armação para óculos são utilizados quando a prótese orbital não pode ser retida por implantes osseointegrados. Com pouco ou nenhum rebaixo, pequenos movimentos e espirros podem causar falhas no adesivo. Assim, a utilização de ímanes é o meio mais eficiente de fornecer próteses combinadas com retenção e estabilidade em pacientes com deformidades. Em conclusão, as próteses maxilofaciais, para serem funcionais, devem ter um desenho muito simples, para facilitar a manipulação pelo paciente.

7. REFERÊNCIA

1. Beumer J, Curtis TA, Firtell DN (1979) Maxillofacial rehabilitation- Prosthodontic and surgical considerations. Mosby, St. Louis.

2. Chalian VA, Drane JB, Standish SM. Prótese maxilofacial. Prática multidisciplinar. Williams e Wilkins, Baltimore.

3. Rao PL, Parkash H, Jain V, Raut A. Reabilitação protética de um paciente com um grande defeito no meio da face secundário a um carcinoma basocelular. J Indian Prosthodont Soc. 2011 Jun;11(2):137-41.

4. Goiato MC, Delben JA, Monteiro DR, dos Santos DM. Sistemas de retenção para próteses craniofaciais implanto-suportadas. J Craniofac Surg. 2009 May;20(3):889-91.

5. Bockey S, Berssenbrügge P, Dirksen D, Wermker K, Klein M, Runte C. Conceção assistida por computador de próteses faciais através da aquisição de dados 3D e após análise de simetria. J Craniomaxillofac Surg. 2018 Ago;46(8):1320-1328

6. Robert E.Mc Kinstry. Fundamentals of Facial Prosthetics (Fundamentos da Prótese Facial). EUA: ABI, 1995.

7. Ackerman A.J. The Prosthetic management of oral and facial defects following cancer surgery (Gestão protética de defeitos orais e faciais após cirurgia oncológica). J Prosthet Dent 1955,5:413-432

8. Nadeau J. Prótese maxilofacial com estabilizadores magnéticos. J Prosthet Dent 1955,6:114-119

9. Fonseca E.P. A importância da forma, caraterização e retenção na prótese facial. J Prosthet Dent 1966;16:338-343

10. Parel SM, Branemark PI,Tjellstrom A, Gion G. Osseointegração em próteses maxilofaciais. Parte II: Aplicações extra-orais. J Prosthet Dent 1977; 55:660-6.

11. Tsutsui H, Kinouchi Y, Sasaki H, Shiota M, Ushita T. Estudos sobre o íman de Sm-Co como material dentário. J Dent Res 1979;58:1597.

12. Gillings BRD. Retenção magnética para overdentures. Parte I. J Pros Dent 1981; 45:484.

13. Highton R, Caputo AA, Pezzioli M, Matyas J. Caraterísticas de retenção de diferentes sistemas magnéticos para aplicações dentárias. J Pros Dent 1986; 56:104- 6.

14. Albrektsson T, Zarb GA, Worthington P, Eriksson AR. A eficácia a longo prazo dos implantes dentários atualmente utilizados: uma revisão e critérios de sucesso propostos. International Journal of Oral and Maxillofacial Implants 1986;1:11- 25.

15. Albrektsson T, Branemark PI, Jacobsson MD, Tjellstrom A. Aplicações clínicas actuais de implantes percutâneos osseointegrados. J Plast Reconstr Surg 1987;79:721-31

16. Seals RR, Jr., Cortes AL, Parel SM. Fabrico de próteses faciais através da aplicação do conceito de osseointegração para retenção. J Prosthet Dent 1989; 61(6):712-6.

17. Gary JJ, Donovan M. Projectos de retenção para próteses faciais ancoradas no osso. J Prosthet Dent 1993; 70:329-32.

18. Wolfaardt J, Wilkes G, Parel S, Tjellstrom A. Osseointegração craniofacial: A experiência canadiana. Int J Oral Maxillofac Implants1993;8:197-201.

19. Magnusson, Kligmann, Wang R. Adesão do silicone ao poliuretano em próteses maxilofaciais. Int J Prosthodont 1994;7:43-9.

20. Eckert SE, Desjardins RP, Keller EE, Tolman DE. Implantes endósseos em leito de tecido irradiado. J Prosthet Dent 1996; 76:45-9.

21. Arcuri MR, La VelleWE, Fyler A. Efeitos da ancoragem de implantes em próteses de face média. J Prosthet Dent 1997;78:496-9.

22. Allyn J Coleman. Uma técnica de moldagem de duas fases para próteses orbitais retidas por implantes. J Prosthet Dent 1998;73,370-372

23. Nishimura RD, Roumanas E, Beumer J, Moy P K, Shimizu K T. Restauração de pacientes irradiados utilizando implantes osseointegrados: Perspectivas actuais. J Prosthet Dent 1998; 79:641-7

24. Dahl JE, Odont, Polyzois GL. Teste de irritação de adesivos teciduais para próteses faciais. J Prosthet Dent 2000; 84:453-7.

25. Riley MA, Walmsley AD, Harris IR. Ímanes em dentisteria protética. J Pros Dent 2001;86:137-42

26. Sudarat Kiat-Amnuay, Lawrence Gettleman, L. Jane Goldsmith. Efeito de camadas multi-adesivas em próteses extra-orais de silicone maxilofacial in vivo. J prosthet Dent 2004; 92:294-298.

27. Bhat V. Uma visão geral dos obturadores com ímanes: Parte I - ímanes em medicina dentária. J Indian Prosthodont Soc 2005; 5:114-8

28. Mandhan R, Sanjna nayar. Gestão protética de um paciente com síndroma de Collin do professor. Jornal indiano de investigação dentária, abril-junho de 2006; 17(2): 78- 81

29. Tetsu Takahashi, Masayuki Fukuda, Katsuyuki Funaki, Kiyoshi Tanaka. Prótese Facial com Retenção Magnética Combinada com um Obturador Maxilar Edêntulo Suportado por Implante: Relato de um caso. Int J Oral Maxillofac Implants 2006;21:805-807.

30. Reza S. Nassab, Sunil S. Thomas, Douglas Murray. Exenteração orbital para cancros da pele periorbitais avançados: 20 anos de experiência. Journal of Plastic, Reconstructive & Aesthetic Surgery 2007; 60:1103-1109

31. Maureen Sullivan, David M. Casey, Ronald Alberico, Alan Litwin e Norman G. Schaaf. Hiperostose num defeito orbital com implantes craniofaciais e ímanes de campo aberto: Um relatório clínico. J Prosthet Dent 2007;97:196-9

32. Sudarat Kiat-Amnuay, Patrick J. Waters, Dianna Roberts, Lawrence Gettleman. Retenção adesiva de silicone e polietileno clorado para próteses maxilofaciais. J prosthet Dent 2008; 99:483-488.

33. Ashraf Abdel Monaem, Khaled Shaker. Utilização de implantes osseointegrados para reter obturadores de pacientes edêntulos. Cairo Dental Journal (25) Número (1), 1:8. janeiro de 2009.

34. Satyabodh S. Guttal, Narendra P. Patil, Srinath Thakur, Sunil Kumar M.V., Sudhindra S.

Kulkarni. Prótese nasal retida por implante para um paciente após rinectomia parcial: Um Relatório Clínico. Journal of Prosthodontics 18 (2009) 353-358.

35. Zhi-hong Feng, Yan Dong, Guo-feng Wu, Yun-peng Bi, Bo Wang, Yi-min Zhao. Transplante virtual na conceção de uma prótese facial para defeitos maxilofaciais extensos que atravessam a linha média facial utilizando tecnologia assistida por computador. Int J Prosthodont 2010;23:513-520.

36. Secil Karakoca, Cemal Aydin, Handan Yilmaz e Bilge Turhan Bal. Estudo retrospetivo dos resultados do tratamento com próteses extra-orais implanto-retidas: Taxas de sobrevivência e complicações protéticas. J Prosthet Dent 2010; 103:118-126

37. Laxman Rao, Hari Parkash, Veena Jain, Anjana Raut. Reabilitação protésica de um doente com um grande defeito no meio da face secundário a um carcinoma basocelular. J Indian Pros Society (abril-junho de 2011) 11(2):137-141

38. G. Pekkan, S.H. Tuna, F. Oghan. Próteses extra-orais com implantes extra-orais. Int. J. Oral Maxillofac. Surg. 2011; 40: 378-383

39. M.M. Curi, C.L. Cardoso, D.H. Koga, Zardetto. Estudo retrospetivo da reabilitação protética maxilofacial com implantes osseointegrados. Int J Oral Maxillofac Surg. 2011 Oct;40(10):1041

40. Kasim Mohamed, Anandkumar Vaidyanathan, Umamaheshwari mani, Yadarth Bhatia, Padmanabhan thallam Veeravalli. Reabilitação de um defeito auricular utilizando uma prótese auricular de silicone retida por óculos e um stent auricular. Revista Internacional de Dentisteria Protética e Dentisteria Restauradora. janeiro - março de 2012; 2(1):29-33

41. Avinash CKA, Nadiger R, Guttal SS, Lekha K. Prótese Orbital: Uma nova abordagem de tratamento. Int J Prosthodont Restor Dent 2012;2(1):19-23.

42. PK Parajuli, P Suwal, RK Singh. Uma prótese orbital acrílica retida por óculos para a reabilitação de um olho exenterado. maio-agosto de 2012; Vol 10 (N.º 2);144-146

43. Purwar anupam, khanna shally, gulati rajeev, singh shailendra, bhalla saurabh. Reabilitação protética provisória de defeito facial médio resultante de carcinoma de células escamosas: relato de um caso. Jornal internacional de relatos de casos dentários 2013;3(1): 68-73

44. Suresh Kumar, G.Rajtilak, V.Rajasekhar, Muthu Kumar. Prótese nasal para um doente com xeroderma pigmentoso. Jornal de farmácia e ciências bioalimentares. julho de 2013;5(2)

45. Negahdari R, Pournasrollah A, Bohlouli S, SighariDeljavan A. Reabilitação de um defeito nasal parcial com prótese facial: Um relato de caso. J Dent Res Dent Clin Dent Prospects 2014;8:256-9.

46. Hatami M, Badrian H, Samanipoor S, Goiato MC. Prótese facial retida por ímã combinada com obturador maxilar. Relatos de casos em medicina dentária 2013. Çötert HS, Kurtulmu□ H. Reabilitação protética de um enorme defeito médio-facial combinado com mandibulectomia parcial: Um Relatório Clínico. Jornal de Investigação e Prática em Medicina Dentária 2015;2015:c1-11.

47. Shrivastava KJ, Shrivastava S, Agarwal S, Bhoyar A. Reabilitação protética de um grande defeito no meio da face com uma prótese de silicone retida por íman. Jornal da

Sociedade Indiana de Dentisteria Protética 2015;15(3):276.

48. Visser A, Vechiato Filho AJ, Raghoebar GM, Brandao TB. Uma técnica simples para a colocação de implantes extraorais em uma posição ideal em defeitos orbitais. J Prosthodont 2016;27:784-5.

49. Cobein MV, Coto NP, Crivello Junior O, Lemos JB, Vieira LM, Pimentel ML, et al. Sistemas de retenção para implantes protéticos extra-orais maxilofaciais: Uma revisão crítica. Br J Oral Maxillofac Surg 2017;55:763-9

50. Gupta AD, Verma A, Dubey T, Thakur S. Maxillofacial prosthetics Part I: A Review. IJAR 2017;5(10):31-40.

51. Jazayeri HE, Kang S, Masri RM, Kuhn L, Fahimipour F, Vanevenhoven R, Thompson G, Gheisarifar M, Tahriri M, Tayebi L. Avanços no fabrico de próteses craniofaciais: Uma revisão narrativa do tratamento holístico. A revista de prótese avançada. 2018 Dec;10(6):430.

52. De Caxias FP, dos Santos DM, Bannwart LC, de Moraes Melo Neto CL, Goiato MC. Classificação, histórico e perspectivas futuras das próteses maxilofaciais. Revista Internacional de Odontologia 2019.

53. Türksayar AD, Saglam SA, Bulut AC. Sistemas de retenção utilizados em próteses maxilofaciais: Uma revisão. Revista nigeriana de prática clínica 2019;22(12):1629.

54. Akarshan Dayal, Gupta Vardhman. Maxillofacial prosthetics part - II: Materials and technology. a review of past, present and future trends. Int. J Adv. Res 2020;8(04):915-925.

55. Nazar SA, Nair VV, Kumar H, Ravichandran R. Retenção em próteses maxilofaciais: Uma revisão. Int J Appl Dent Sci. 2021;7(2):568-73.

56. Saranya Y.S, Suja Joseph, Aby Mathew T, Annie Susan Thomas, Aswati Soman e Minnu Harshakumar (2021); RETENÇÃO NA PRÓTESE MAXILLOFACIAL: UMA REVISÃO DE LITERATURA Int. J. of Adv. Res. **9** (maio). 1257-1265

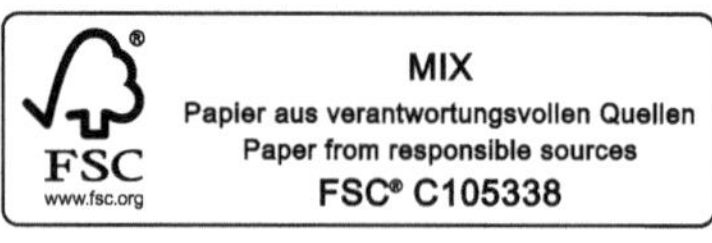

Printed by Books on Demand GmbH, Norderstedt / Germany